행·복·을·주·는·음·식·30

몸에좋은
행복식품
다이어리

행·복·을·주·는·음·식·30

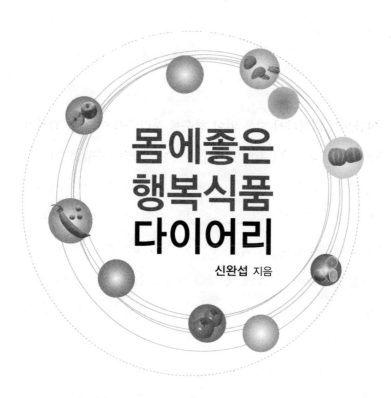

몸에좋은
행복식품
다이어리

신완섭 지음

중앙생활사

인간으로 태어나서 고통 없이 천수를 누리다가 어느 날 갑자기 죽음을 맞이할 수 있다면 얼마나 좋을까. 그러나 수많은 사람들이 신체적·정신적 고통을 겪다가 모질게 생을 마감한다. 보건복지부의 조사 자료에 따르면, 우리나라 노인들의 평균 수명은 80을 바라보게 되었지만 노인의 40% 이상이 죽기 전 10년 이상 긴 시간 동안 병마에 시달리는 심각한 사회현상을 보이고 있다.

질병은 유전적인 형질, 나쁜 생활환경, 정신적인 스트레스, 불완전한 식생활 등에 그 원인이 있다. 성인병을 앓고 있는 환자들과 상담을 해보면, 대개 질병에 취약한 유전형질을 보유하고 있으면서도 오랜 기간 동안 나쁜 생활태도에 젖어 생활해왔음을 알 수 있다.

음주, 흡연, 과식 등 나쁜 생활습관은 영양의 불균형과 생체리듬의 파괴를 초래한다. 면역력 저하로 유발되는 암이나 각종 성인병에 걸릴 위험이 커지고, 바이러스나 병원균에 의해 감염되는 가벼운 호흡기 질환에도 맥을 못 추니 이래저래 병에 걸릴 수밖에 없다.

현대의학에서 감염성 질환이나 외과적 질환은 비교적 치료하기가 쉽다. 검사를 통해 병을 일으킨 원인균을 찾아내어 항생·항균제를 처방받으면 되고, 외과적 손상을 입은 부위는 봉합하거나 절제하는 수술을 하면 되기 때문이다. 하지만 여러 가지 복합적인 원인에 의해 발병하는 만성 퇴행성 질환의 경우는 다르다. 장기간의 잠재기와 이환기간을 거치면서 완전한 치료 또한 기대하기 힘들다. 이런 이유로 성인병, 즉 생활습관병은 예방이 최선의 처방인 셈이다.

40여 년 전 새내기 약사였던 나는 약국을 찾아오는 성인병 환자들에게 혈압강하제나 인슐린 등 서양의학에 기초한 약물의 투약을 권하며 깊은 고민에 빠진 적이 있다. 일시적으로 혈압과 혈당치를 내리게 할 뿐 근본적인 치료가 불가능했기 때문이다. 이 때부터 민간에 회자되는 좋은 식품이나 한방약을 가리지 않고 섭렵하여 공부하고 체계화하여 실제 임상에 적용하는 시도를 끊임없이 반복했다. 이론적 무장을 위해 약학 석박사 과정도 이수하였고, 마침내 '질병별 종합건강관리(Total Health Care for Disease)' 라는 나름의 체계를 세워 약사들에게 전수하기에 이르렀다.

질병별 종합건강관리란 인간에게 병이 발생하면 그 발병 원인과 병태에 따라 약물요법뿐 아니라 한약, 영양요법, 식이요법, 생활요법 등을 총망라하여 적용함으로써 질병의 예방과 근원적 치료에 접근한다는 것이다.

만병의 근원이라는 비만에 대해 간단히 예를 들어보면 다음과 같다.

- 식이요법 : 칼로리가 적으면서 풍부한 영양소를 섭취하기 위해 하루 한 끼 정도는 생식을 하는 것이 좋다. 비타민과 미네랄이 풍부한 신선한 과일과 채소를 많이 섭취한다. 칼로리가 적은 채소로 브로콜리, 오이, 당근, 양파, 시금치, 케일, 셀러리, 무잎 등을 추천한다.
- 생활요법 : 매일 대변이 잘 나오도록 유산균과 해조류를 복용하고, 걷기, 자전거타기, 수영 등 유산소운동을 하루 40분 이상 한다. 섭취·소모 칼로리표를 만들어 매일 칼로리 계산을 한다.
- 한방요법 : 체지방을 분해하고 통변을 좋게 하기 위해 방풍통성산을 복용한다.
- 영양 보조요법 : 지방 흡수를 억제하는 해조류 제제, 지방을 분해하는 레시틴, 에너지를 소모하는 근육의 감소와 퇴행을

방지하기 위해 아미노산이 풍부한 효모 제제를 복용한다.

이런 식으로 수십 가지 질병에 대한 각각의 프로그램을 만들었고 많은 약사들이 이를 지침으로 활용하고 있다. 여기서 요법이라는 표현은 예방과 근원적 치료라는 의미를 갖는다. 일시적인 치료가 아니라 지속적으로 꾸준히 종합건강요법을 실천한다면 병을 극복하고 정상적인 생활을 영위하는 데 큰 도움이 될 것이다. 내 주변에는 실제로 그런 사람들이 많이 늘어나고 있다. 약사로서 보람을 느끼는 순간이다.

그런데 다양한 요법 중 나는 식이요법에 가장 많은 내용을 할애하고 있다. 인간의 생활습관 중 식사습관만큼 건강과 깊은 관련을 맺는 것이 또 있을까. 의학의 아버지라 불리는 히포크라테스도 이미 기원전부터 병을 고치는 것은 약이 아니라 음식이라고 설파하지 않았던가.

한편 음식은 개인별 기호도가 강해 한번 몸에 밴 식사습관은 잘 바뀌지 않는다. 이런 잘못된 식사습관이 질병 유발과 만성으로 이행해 치료에 크나큰 장애요인으로 작용하고 있다.

전 세계적인 질병 연구에 의하면 만성 질환일수록, 국민소득이 높아질수록 질병의 원인이 나쁜 식사습관과 밀접한 관련을 맺는다고 한다. 성인병과 만성 질환을 연구하는 과학자들은 질병의 예방과 치료를 위해서는 식물성 위주의 식품을 자연 그대로 섭취하는 식사습관을 갖도록 권고한다.

하나의 식물도 그 자체가 성장하고, 병을 이겨내고, 염증도 생기지 않게 하기 위해서 이에 대항하는 영양소들을 스스로 생성해 낸다. 이러한 영양소들을 생리활성 영양소(phytochemicals)라고 하며, 적게는 수천 종, 많게는 수만 종이 존재한다. 이러한 물질들은 식물의 생장에 당연히 필요하지만 우리 인간이 섭취하면 성장과 영양에 도움이 되고, 항암·항염 등 인체에 유용한 생리활성 작용을 한다. 따라서 이들이 가진 생리활성 물질과 영양소들이 파괴되지 않게 하기 위해 되도록이면 정제, 가공, 조리하지 않은 자연식품 그 자체로 섭취하는 것이 좋다.

우리나라도 1980년대 이후 눈부신 경제성장과 바쁜 사회생활 등으로 인해 식생활이 서구식으로 변모했다. 정제되고 가공된 식품, 패스트푸드, 급히 조리되고 가열된 식품의 섭취가 날로 늘어나게 되었다.

곡식을 정제하면 씨눈과 겨에 존재하는 셀레늄, 크롬, 칼슘, 칼륨 등 수많은 미네랄과 비타민 B군 등 많은 종류의 비타민과 필수 지방산, 필수 아미노산, 핵산 등 귀중한 영양소가 소실된 채 다량의 탄수화물만 남게 된다. 또한 조리되고 가열되는 과정에서 천연 미네랄이 열에 의해 변형되고 비타민 A, B, C, E와 효소, 엽

록소, 대부분의 아미노산 등이 열에 쉽게 파괴되어 그야말로 쭉 정이 식품이 되고 만다.

이 책은 몸에 좋은 식물성 식품을 바탕으로 삼고 있다. 세계적으로 언론에서 베스트 푸드로 꼽은 식품도 식물성 식품이 대부분을 차지하고 있다. 이들 식물성 식품에는 노화를 방지하는 항산화 성분과 각종 비타민, 미네랄이 풍부하여 질병 예방과 치료에 큰 도움이 되고, 적은 열량과 많은 섬유소로 인해 비만관리에도 필수적이다. 특히 세계적으로 비만 현상을 초래한 주범은 넘쳐나는 동물성 식품과 인스턴트 식품인데, 이에 맞설 최고의 대안은 몸에 좋은 식물성 식품으로 잘못된 영양상태를 바로잡아주는 일이다.

이 책에서 추천하는 행복을 주는 30가지 식품은 명실공히 세계가 인정하는 우리 몸에 좋은 건강식품이다. 각 식품의 원산지 및 유래, 효능·효과, 요리법 등을 익혀 이들 좋은 식품을 자주, 많이 섭취하여 만성 질환으로부터 자유로운 건강한 인체를 가꾸는 계기가 되었으면 한다.

온누리약국체인 회장, 약학박사 박영순

인간의 기본 욕구를 중요도에 따라 순위를 매긴다면 '식 〉주 〉의' 의 순이 될 것이다. 일상생활에서 먹는 일은 지속적인 생명 영위와 건강한 심신 유지를 위해 자고 입는 일에 우선한다는 생각에서이다. 하지만 지난 수십 세기 동안 인류는 먹는 일에 그리 자유롭지 못했다. 거듭되는 가뭄과 재해, 질병과 전쟁 속에서 인간이 먹을 수 있는 식품의 공급은 그 수요를 충족시키기에 역부족이었다.

다행히 20세기 들어 식량 부족을 타개하기 위한 기술과학의 혁명이 일어났고, 농지개발과 품종개량 노력이 결실을 거두면서 농 · 수 · 축산 전 분야에서 혁혁한 성과가 나타나기 시작했다. 이와 더불어 식품산업의 발달은 각종 식품첨가물과 다양한 요리법을 양산했고, 지구촌 곳곳의 식탁을 풍성하게 변모시키고 있다. 급기야는 경제 선진국을 중심으로 식품의 과잉 섭취가 오히려 사회문제로 대두되고 있는 실정이다.

우리의 식탁도 예외는 아니다. 반찬의 재료가 되는 대부분의 농·수·축산물이 수입산이고, 하루가 멀다 할 정도로 인스턴트 식품, 패스트푸드에 노출되고 있다. FTA 통상압력에 떠밀려 타결된 미국산 쇠고기도 새로운 위험요인이 되고 있다. 몬산토 같은 세계적 거대기업들이 대량생산을 목적으로 만들어낸 유전자변형 농산물(GMO)과 항생제, 성장 호르몬을 잔뜩 먹여 키운 쇠고기 등 나쁜 식품들이 점점 더 식탁을 채우는 대신, 우리 몸에 좋은 식품들이 하나둘 뒷전으로 밀려나고 있다.

이런 와중에 얼마 전 출간된 제인 구달의 《희망의 밥상(Harvest for Hope)》은 시사하는 바가 크다. 서구 세계가 자행하고 있는 무분별한 소비행태를 버리고 윤리적인 음식문화를 받아들이자는 것이었다. 그의 주장대로 '내 고장 식품 먹기 운동(Local Foods Movement)'이 하나의 해답이 될 것이다.

시중 서점에는 나쁜 음식에 대해 경종을 울리는 서적들이 넘쳐난다. 그만큼 나쁜 음식이 많아진 탓이다. 그러나 나는 이 책에서 '행복을 주는 좋은 식품'만 말하려 한다. 나쁜 것을 지적하려면 상당한 전문적 식견을 가져야 하는데 내게는 우선 그런 식견이 부족하다. 더불어 나쁨을 경계하는 네거티브보다 좋음을 권장하는 포지티브 운동이 훨씬 더 효과적일 거라는 믿음에서다.

좋은 식품 30가지를 선정하는 데 힘든 점은 없었다. 근래 먹을

거리에 대한 세계적인 관심이 커지면서, 베스트 푸트(Best Food) 10이니 슈퍼 푸드(Super Food) 14니 하는 주요 언론들과 학자들이 마련해준 몇몇 기준을 따랐고, 국내에서도 여러 방송매체에서 좋은 식품을 속속 소개해준 덕분이다.

나는 좋은 식품이란 '행복을 주는 식품'이라 여긴다. 어머니의 손맛이 서려 있고 아련한 추억이 배어 있는 음식은 몸의 건강뿐 아니라 마음의 양식이 되기 때문이다. 그런 점에서 자의적 판단에 따른 좋은 식품들이 한데 섞여 있음을 미리 밝힌다.

나는 5년째 의료인 가족을 위한 인터넷 장터인 '행복밥상(www.onfarm.co.kr)'을 운영하고 있다. '건강을 돌보는 이들이 먼저 건강해야 한다'는 소박한 취지로, 친환경 먹을거리만 엄선하고 수도권은 직배송을 시키고 있다. 산지도 여러 곳 가봤고, 어렵게 유기농법을 고집하는 농부도 여럿 만나보았다. 그러면서 아무리 뛰어난 식품일지라도 좋은 농부, 좋은 소비자를 만나지 않으면 그 의미가 퇴색됨을 알게 되었다. 따라서 이 책이 좋은 식품을 사랑하는 사람들 사이에 신뢰를 쌓아가는 계기가 되었으면 좋겠다.

끝으로, 여러분 모두 진실로 행복해지기를 바란다. 행복은 멀리 있는 것이 아니다. 행복한 밥상 역시 값비싼 음식에서 찾을 수 있는 것이 아니다. 우리 주위에 흔한 식품일지라도 그 유래와 영양소, 요리법 등을 알면 훨씬 더 친근감을 갖게 되고, 값어치 이상의 가치, 즉 음식의 소중함, 먹는 즐거움, 농부에 대한 고마움을 발견하게 될 것이다.

졸고(拙稿)를 반쯤 감싸주신 박영순 약학박사님의 추천사에 무한히 감사한다. 또한 이 책이 나오기까지 연재 지면을 할애해준 서울시약사회 관계자 여러분에게 감사한다. 교정 일을 도와준 (주)오엔팜의 조윤희 씨와 기꺼이 책으로 엮어준 중앙생활사 김용주 대표에게도 감사함을 전한다.

산본 자택에서 신완섭

행복을 주는 식품 30선

Contents

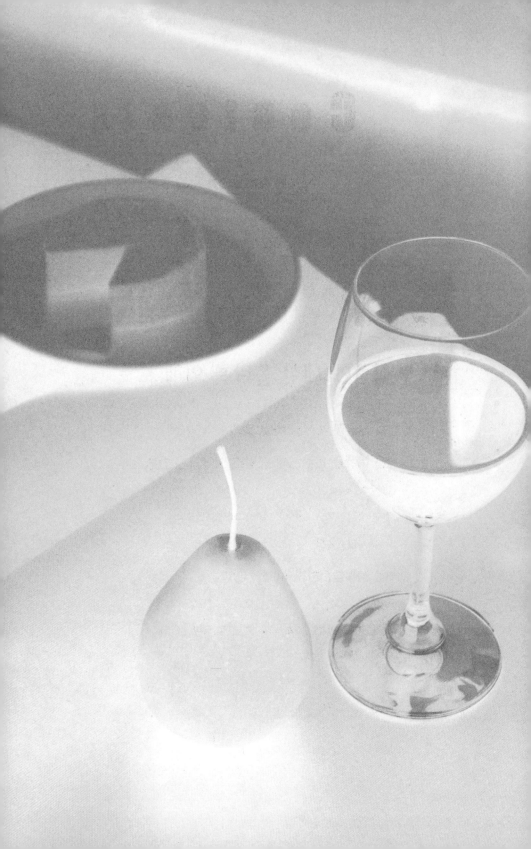

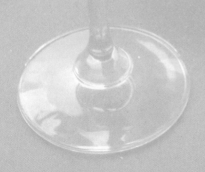

행복을 주는 식품 1부

30선

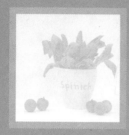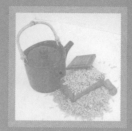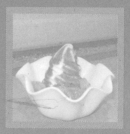

_1장_

행복을 주는 식품
30선 선정 이유

행복을 주는 식품 30선 선정 이유

　자연에서 나서 자라고 다시 자연으로 돌아가는 것은 자연계의 영구불변의 진리다. 그러나 만물의 영장인 인간은 초자연, 탈자연을 위한 무한도전에 몰두하고 있다.

　식품업에서도 무리한 교미, 교접으로 신품종 개량에 열을 올리고 있고, 유전자를 변형시킨 GMO 식품들이 세간의 논쟁거리로 부상한 지 이미 오래다. 다행인 점은 빛의 속도로 나아가는 21세기 들어 이러한 현상에 대한 자성의 목소리도 높아지고 있다는 것이다.

　나 역시 뜻을 같이하는 시민의 한 사람으로서, 내 이웃들이 먹는 식품에 관심을 갖기 시작했다. 각종 언론매체에서 소개하는 최고의 건강식품뿐만 아니라 우리가 흔히 먹는 밥상식품의 면면을 살펴보고 싶었다. 직접 친환경장터 '행복밥상(www.onfarm.co.kr)'을 개장하고 친환경 농법에도 남달리 관심을 갖게 되었다.

이 책에 소개하는 행복을 주는 식품 30가지는 유명 언론, 즉 미국의 건강 전문잡지 〈헬스(HEALTH)〉가 추천한 세계 5대 건강식품, 미국의 시사주간지 〈타임(TIME)〉지가 선정한 10대 베스트 푸드(Best Food), 미국 스티븐 프랫 박사의 저서 《슈퍼 푸드(Super Food)》에서 밝힌 14가지 음식 이외에, 우리가 즐겨 먹는 토속음식 다수를 포함하고 있다.

세계가 공인하는 베스트 푸드 중에는 우리가 쉽게 접할 수 없는 특수 작물들이 일부 섞여 있고, 선정기준에 약간 의문이 들 정도로 자국 기준에 치우친 듯한 느낌도 없지 않다. 나는 오히려 우리 식단에 맞는 친숙한 식재료에 더 큰 관심을 가졌으며, 해당 식품의 자료를 들춰보면서 거기에 얽힌 사연과 추억도 새록새록 떠올릴 수 있었다.

그러면 행복을 주는 식품 30선의 면모를 간단히 살펴보자.

✽세계 5대 건강식품 : 김치(한국), 낫토(일본), 렌틸콩(인도), 올리브유(스페인), 요구르트(그리스)

✽베스트 푸드 10 : 시금치, 귀리(보리 대용), 마늘, 견과류, 와인, 브로콜리(양배추 대용), 블루베리(가지 대용), 녹차, 토마토, 연

어(고등어 대용)

✽슈퍼푸드 14 : 강낭콩, 귀리, 대두 / 호박, 시금치, 브로콜리,
연어, 칠면조 / 호두, 녹차, 요구르트 / 오렌지, 블루베리, 토마토

✽저자 추천 좋은식품 13 : 감자, 고구마, 고추, 과메기, 과일샐
러드, 굴비, 김, 된장, 봄나물, 산채나물, 삼계탕, 전어, 현미

보다시피 대부분의 선정 식품은 식물성이다. 이들 식물성 식품
에는 비타민이나 미네랄 같은 자연화합물이 충분히 들어 있어 신
체를 건강하게 하고 각종 질병을 예방하는 효과가 뛰어나다.

동물성 식품으로는 우유의 발효과정을 거쳐 만들어지는 요구
르트, 오메가3지방산이 풍부한 연어, 고단백 저지방의 대명사인
화이트 미트(White Meat) 정도가 섞여 있을 뿐이다. 좀 더 주의력
이 뛰어난 사람은 시금치, 녹차, 토마토, 연어, 요구르트, 블루베
리, 콩, 브로콜리 등이 매체간 베스트 푸드에 중복되어 있음을 금
방 알아차렸을 것이다.

한편 뿌듯한 점은 세계 5대 건강식품에 우리나라의 김치가 당
당히 이름을 올리고 있다는 것이다. 우리 것이 좋음을 새삼 실감
해본다.

행복을 주는 식품은 사치스런 식품이 아니다. 마음만 먹으면
쉽게 구할 수 있는 식재료들이 대부분이다. 특별히 각각의 식품

마다 유명 요리사들이 추천하는 간단한 조리법을 한 가지씩 소개하여 직접 실습해볼 기회도 마련하였다. 독자 여러분 모두 여기 나열된 30가지 좋은 식품들을 항상 밥상에 올려 건강하고 행복한 삶을 영위하기 바란다.

 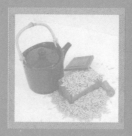 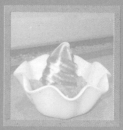

_2장_

행복을 주는 식품

30선

세계인의 장수식품, 감자

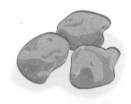

　　세계적인 장수마을로 유명한 불가리아의 '훈자'와 에콰도르의 '비루카밤바' 지역 주민들의 식생활을 조사해본 결과, '유카라'는 감자류를 주식으로 하고 있었다.

　미국의 한 의학연구소의 연구 결과에서도 장수의 비밀은 바로 감자를 주식으로 하는 데 있다는 것이 밝혀졌으며, 장수자와 감자의 소비량을 조사한 결과에서도 감자를 주식으로 하는 민족일수록 장수자가 많은 것으로 입증되었다.

　감자는 생즙을 내어 먹는 것이 효과적이지만 먹기 거북하거나 번거로울 경우에는 삶아서 먹거나 요리해서 먹어도 된다. 감자에 들어 있는 비타민 C는 다른 채소처럼 열을 가해도 파괴되지 않기 때문이다. 다만 매일 꾸준히 먹는 것이 장수의 비결이다.

빈혈 예방과 치료에는 역시 감자가 최고

빈혈에는 다양한 종류가 있지만 가장 많은 것이 체내의 철분 부족에서 오는 철 결핍성 빈혈이다. 이는 식생활과 밀접한 관계가 있다. 하지만 철분을 많이 섭취한다고 해도 장에서 흡수되기 쉬운 형태로 바꿔주지 않으면 대부분 배설되기 때문에 비타민 C와 위산의 작용이 필요하다.

감자에 많이 함유되어 있는 비타민 C는 철과 결합하여 장에서의 흡수를 도와주므로 빈혈을 방지하는 효과가 매우 크다.

감자의 식이섬유 및 칼륨은 성인병 예방

감자의 식이섬유에는 지방이나 당질의 흡수를 방해해 혈중 콜레스테롤과 혈당을 낮추고 장내 세균 중 유익균을 증식시켜서 변비를 개선하는 기능이 있어 그것만으로 성인병 예방에 도움이 된다.

한국인은 소금, 즉 나트륨의 섭취가 많은데 고혈압이나 뇌졸중을 억제하기 위해서는 나트륨과 칼륨의 비율이 1:1 정도가 좋다고 한다. 감자에는 칼륨이 나트륨의 12배나 들어 있어 감자를 계속 먹으면 이 비율이 균형을 유지해 건강에 도움이 된다.

알칼리성 저칼로리 건강식품으로 다이어트에 효과적

감자의 알칼리 성분은 사과의 2배에 가까운 6.7에 이르고 포도보다도 높아 농산물 중 최고의 알칼리성 건강식품이다.

감자는 100g당 열량이 같은 양의 쌀밥 145kcal의 절반인 72kcal로, 적게 먹고도 포만감이 있어 비만도 치료하고 날씬한 몸매도 유지할 수 있는 대표적인 다이어트 식품이다.

감자 2개와 우유 한 잔이면 다이어트와 건강 유지에 적절하므로 바쁜 직장인이나 수험생들에게 이러한 식사법을 권장한다.

당뇨병 예방을 위한 감자 식이요법

감자의 탄수화물은 밥이나 고구마보다 낮고 소화는 서서히 이루어져 쌀밥처럼 혈당치의 급상승이 일어나지 않고, 또한 비타민 C가 부족할 때 인슐린 생산이 감소하므로, 감자는 당뇨병 환자의 주식으로 가장 이상적이다.

당뇨의 식이요법은 정해진 에너지에 맞추어 영양 밸런스를 취한 식사를 하는 것이 중요하다. 100kcal를 기준으로 할 때 밥 70g(1/3그릇), 식빵은 1쪽, 국수는 1/2공기, 감자는 150g(큰것 1개)이다. 밥이 70g인 데 반해 감자는 2배가 넘는 150g을 먹을 수 있고, 게다가 감자는 위에 머무르는 시간이 길기 때문에 공복감을 피하는 데 적합하다.

비타민 C의 보고(寶庫)

감자에 함유된 비타민은 노인 치매를 예방하는 효과가 있다. 감자에는 비타민 C가 100g당 23mg이나 풍부하게 들어 있어 감자 2개만으로 성인 하루 요구량 50mg을 충족시킨다.

일상생활에서 받는 스트레스를 잘 견뎌내는 것은 부신(副腎)이라는 장기가 부신피질 호르몬을 분비하여 몸을 보호해주기 때문인데, 부신피질 호르몬의 생성에는 반드시 비타민 C가 필요하다. 비타민 C가 사과의 2배나 들어 있어 감자를 많이 먹으면 스트레스를 견뎌내는 데 큰 도움이 된다.

감자의 비타민 C는 콜라겐 조직을 강화하여 피부의 노화를 방지하고 멜라닌 색소의 형성과 침착을 막아 피부의 흑변과 검버섯, 주근깨 등의 발생을 억제하여 맑고 깨끗한 젊은 피부를 유지할 수 있어 '감자를 먹으면 예뻐진다'고 말한다.

건강을 지키는 감초

탄수화물을 주로 섭취하는 사람의 몸에는 수분이 많다. 탄수화물을 분해하고 남은 수분이 근육조직에 남기 때문이다. 그런데 불필요한 수분이 자꾸 쌓이다 보면 노화가 빨라지고 성적 능력이 떨어진다. 노화속도를 늦추고 젊음을 오래도록 지키기 위해서는 감자를 많이 먹는 것이 좋다.

또한 감자에는 칼슘이 많이 함유되어 있어 성장기 어린이들의 뼈 발육은 물론 성인들의 골다공증 예방에도 큰 효과를 줄 수 있다. 게다가 "술 마신 다음날 아침 감자국은 술 해독에 탁월한 효과가 있다"라는 말은 어제오늘 전해오는 말이 아니다.

감자를 이용한 요리

✱감자라면 : 끓는 물에 감자를 몇 조각 잘게 썰어 넣고 라면을 끓이면 라면의 느끼한 맛이 없어지고 감자가 라면과 어울려 구수하고 담백한 '감자라면'을 맛볼 수 있다.

✱감자 수제비 : 작은 통감자를 골라 깎아 통감자 그대로 넣어서 양념과 더불어 푹 끓여 감자 국물을 우려내고 밀가루 반죽 수제비를 넣으면 감자와 수제비가 풀어지거나 엉겨붙지 않아 구수한 맛과 더불어 감자와 수제비를 맛있게 먹을 수 있다.

✱감자튀김 : 간식과 안주용으로 자주 이용되는 감자튀김 요리는 감자를 얄팍하게 썰어 설탕과 소금을 조금 섞은 더운물에 데친 후 건져 햇빛에 말리고 튀김기름에 튀겨낸다.

✱감자 동치미 : 동치미를 담글 때 양념을 넣은 마지막 국물에 감자를 삶아서 식혀 으깨 넣으면 무의 매운맛이 없어지고 소금을

많이 사용하는 동치미의 나트륨(Na) 성분을 감자의 칼륨(K) 성분이 흡수하여 부드럽고 시원한 국물이 된다.

✽감자탕 : 매운탕, 갈비탕은 담백한 맛을 내기 위해 감자를 넣는데 이러한 요리는 오래 끓여야 하기 때문에 감자가 쉽게 풀어진다. 이러한 현상을 방지하기 위해 감자를 가능하면 밤알처럼 동글동글하게 다듬어 넣으면 깍두기처럼 썰어 넣는 것보다 오래 끓여도 풀어지지 않고 기름기도 많이 흡수하여 구수하고 담백한 맛을 낸다.

✽감자 열무김치 : 여름에 열무김치를 담글 때 감자를 갈아서 죽(풀)을 쑤어(대부분 밀가루 사용) 열무와 함께 버무리면 열무가 부드러워지고 잘 쉬지도 않을 뿐 아니라 시원한 국물 맛과 감칠맛 나는 훌륭한 열무김치를 만들 수 있다.

심심풀이 건강 간식, **견과류**

"심심풀이 땅콩 있어요, 오징어도 있어요."

얼마 전만 해도 열차 여행을 하다 보면 쉽게 들을 수 있었던 이동판매 사원의 정겨운 외침이다. 최근 아들과 함께 KTX로 부산을 다녀온 적이 있었지만 이런 호객행위는 사라지고 없었다. 하지만 심심풀이 땅콩을 집다 보면 어느새 오징어도 손 안에 들어와 있게 마련.

익히 알려진 대로 땅콩과 오징어는 궁합이 잘 맞는 식품이다. 쫄깃쫄깃 오징어의 감칠맛과 고소한 땅콩의 뒷맛이 일품이기도 하고, 산성 식품인 땅콩이 알칼리성 식품인 오징어를 만나면 영양학적으로도 잘 어울리기 때문이다.

단단한 과피와 깍정이에 싸여 있는 열매를 일컫는 견과(堅果, nut)는 말린 과실을 일컫는 건과(乾果, dry fruit)와는 확연히 구분된다. 호두, 잣, 밤, 아몬드, 피스타치오, 은행, 땅콩 등이 견과류에 속한다면, 곶감은 대표적인 건과이다.

슈퍼푸드로 지목받는 견과류는 식물성 지방의 보고(寶庫)이다. 견과류의 지방은 대부분 리놀렌산과 같은 고도 불포화지방이라서 동물성 지방과 달리 동맥을 막히게 하는 나쁜 콜레스테롤(LDL)을 낮추는 작용을 하여 심장질환을 예방한다. 고지방과 고칼로리를 함유하고 있지만 지방이 없는 탄수화물 식품과 달리 포만감을 주기 때문에 체중감량과 다이어트에도 도움을 준다.

지방이 산패(酸敗)되는 것을 막는 견과류는 비타민 E와 마찬가지로 산화된 나쁜 콜레스테롤이 혈관벽에 달라붙지 않도록 하는 항산화제 역할을 한다. 이들에 포함된 케르세틴과 캠프페롤이라는 항산화 물질은 암 성장을 억제하는 것으로 알려져 있다.

땅콩버터나 아몬드버터는 식물성 단백식품으로 분류된다. 28g 정도의 땅콩은 7.2g의 단백질을 제공하는데, 이는 우유 한 잔에 포함된 단백질 양과 맞먹는다. 이에 더해 견과류의 단백질에는 아미노산의 일종인 아르기닌이 풍부하다. 아르기닌은 신체의 질소산화물 합성을 도와 혈관을 이완시키고, 이것은 다시 혈압을 낮추고 막힌 동맥의 경화현상을 차단한다.

견과류에 포함된 몇몇 비타민과 칼슘, 마그네슘, 칼륨 등과 같은 미네랄은 심장병, 고혈압, 뇌졸중을 예방하고, 엽산은 혈중 호모시스테인의 양을 낮춰준다. 호모시스테인의 수치가 올라가면 심장마비의 위험이 배로 증가한다. 하버드 보건대학원의 한 연구에 의하면, 주당 5회 이상 견과류를 먹은 여성들은 먹지 않은 여성들에 비해 심장마비 발생률이 35% 가량 적게 나타났다.

종류별 대표적인 작용

✱아몬드(almond) : 콜레스테롤이 없고 지방 함량이 적은 아몬드는 비타민 E를 공급하는 최상의 식품이다. 강력한 항산화 작용과 심장질환, 뇌졸중, 기타 만성 질환에 보호작용이 있다.

✱잣(pine nut) : 칼로리가 높으면서도 잣 속의 풍부한 감마리놀렌산 때문에 비만 방지와 미용, 심신강화 효과가 있다. 신진대사를 활발히 하는 비타민 B_2, E, 철분이 건강한 피부를 만든다.

✱호두(walnut) : 체온을 따뜻하게 해주며 감기와 천식에 좋다. 뇌세포 활성화를 도와 학생이나 직장인에게 이롭고, 불면증과 탈모증 등에 효과적이라 현대인에게 꼭 필요한 식품이다.

✱땅콩(peanut) : 콩보다 지방이 3배, 비타민 B_1이 12배 많고, 리파아제, 레시틴, 불포화지방산과 산화를 막는 비타민 E가 풍부해 동맥경화증 등 성인병 예방에 효과적이다.

견과류는 불포화지방산이라서 웬만큼 먹어도 살찔 염려가 없다. 그러나 너무 많이 먹으면 설사가 날 수 있으므로 조심해야 한다. 또한 산성 식품이라서 마, 두유, 두부, 멸치, 오징어 등 알칼리성 식품과 함께 먹는 것이 좋다. 하지만 두유는 식물성 지방과 단백질 함량이 높으므로 견과류의 양을 조금 줄이는 것이 좋다.

　이와 반대로 치즈, 고기 등 동물성 단백질과 지방, 식용유 등은 삼가야 한다. 식물성 견과류를 동물성 단백질이나 지방과 같이 섭취하면 소화가 잘 안 되고 효과가 반감되며, 식용유와 함께 먹을 경우에는 지방 섭취가 과중되므로 견과류를 볶을 땐 기름을 사용하지 않는 게 좋다.

 견과류를 넣은 밤양갱 만들기

【재료】
팥앙금 1kg, 삶은 밤이나 밤캔 20개, 설탕 100g, 한천 18g, 물엿 40g, 물 300ml, 소금 약간
장식 재료- 잣, 해바라기씨
견과류-땅콩분태, 호두분태, 마카다미아

【만드는 방법】
① 한천을 찬물에 10분 정도 불린다.

② 불린 한천을 불에 올려 고루 저어가며 끓이다가 설탕을 넣고 1분 정도 더 끓인다.
③ ②에 고운 팥앙금을 넣어 섞은 후 고루 저어가며 5분 정도 더 끓인다.
④ 다른 냄비에 앙금을 반으로 나눈 다음 4~6조각 낸 밤과 땅콩분태, 호두분태, 마카다미아 등 견과류와 소금 약간, 물엿을 넣고 2분 정도 더 졸인다.
⑤ ④의 양갱을 양갱틀이나 사각틀에 부어 3시간 정도 굳힌다.
⑥ 양갱이 다 굳으면 용기에서 꺼내 먹기 좋은 크기로 자른다.

뺏대기의 추억, 고구마

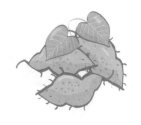 어린 시절, 어머니는 '고구마뺏대기'라 불리는 절간(切干) 고구마를 자주 만들어 주셨다. 날고구마를 잘게 썰어 말린 뺏대 기는 단맛이 적당하고 씹히는 맛이 일품

이어서 먹고 또 먹어도 질리지 않는 최고의 간식거리였다. 돌아 가신 어머니를 떠올릴 때면 뺏대기의 아삭한 맛이 생각난다. 이 제 한창 햇고구마가 출시될 계절이다.

우리가 즐겨 먹는 고구마의 원산지는 중앙아메리카이다. 콜럼 버스가 처음으로 유럽에 가져갔고, 16세기경 스페인, 포르투갈 개척자들이 전 세계에 전파했다. 우리나라에서는 1763년(영조 39 년) 조엄이 일본에 통신사로 가던 도중 쓰시마섬에 들렀을 때 그

종자를 얻어 부산진에 보냈고, 이듬해 동래와 제주도 지방에서 시험 재배한 것이 그 시초라고 한다. 고구마라는 명칭은 쓰시마 섬 사람들이 '효자마', 왜음으로 '고귀위마'라고 부른 데서 유래한다.

고구마의 성분은 수분 68.5%, 탄수화물 26.4%, 단백질 1.8%, 지방 0.6%이고, 프로비타민 A인 카로틴(carotene)을 많이 함유하고 있으며, 그밖에 비타민 B_1, B_2, C, 니아신(niacin) 등을 함유하고 있다. 특히 탄수화물이 다량 함유되어 주식 대용이 가능하며, 예부터 구황작물로 재배되어왔다.

날고구마를 썰어 말린 '절간 고구마'는 저장 중에 수분이 감소하고 녹말이 효소의 작용으로 당화하여 매우 달다. 이처럼 고구마는 녹말과 당분이 주성분이면서 단백질과 지방이 적어 찌기, 굽기, 튀기기 등으로 조리해서 먹고, 녹말, 물엿, 과자, 술, 알코올, 각종 화학약품 등의 재료나 사료로도 쓰인다. 잎과 줄기는 사료, 녹비로도 쓰인다.

고구마는 체력을 좋게 하고 위장을 튼튼하게 해주는 식품이다. 또한 알칼리성 식품이라서 우리 몸의 산성화를 막고, 비타민 성분이 많아 노화를 막는 효과도 있다. 고구마의 비타민 B_1은 당질의 분해를 도와 피로회복에 좋고, 카로틴은 야맹증 치료와 시력 향상에 효과적이다.

특히 고구마에 많이 들어 있는 식물성 섬유는 변비, 비만, 지방간, 대장암 등을 예방한다. 또한 콜레스테롤의 수치를 낮추고 인슐린 분비를 줄여 성인병을 예방하는 효과도 있다.

변비를 치료, 예방한다

고구마에 풍부하게 들어 있는 식물성 섬유는 수분 함량이 많고 소화가 잘 안 되기 때문에 대장운동을 활발하게 만들며, 장 속의 세균 중 유익균을 늘려 배설을 촉진한다. 특히 생고구마를 잘라 보면 하얀 진액이 나오는데, 이것은 '야라핀' 이라는 성분으로 변비에 매우 효과적인 것으로 알려져 있다.

익혀 먹으면 소화흡수가 잘 된다

고구마의 주성분은 녹말 위주의 당질로, 녹말은 익으면 맛이 좋고 소화흡수가 잘 된다. 한의학에서도 고구마는 비장과 위를 튼튼히 하고 혈액순환을 원활하게 하는 효능이 뛰어나다고 하여, 설사나 만성 소화불량증 치료에 두루 쓰인다. 또 민간에서는 예부터 소화가 안 되면 고구마와 멥쌀로 죽을 쑤어 먹었다고 한다.

다만 고구마의 '아마이드' 라는 성분이 장 속에서 이상 발효를 일으켜 고구마를 많이 먹으면 방귀가 잦고 속이 부글거리기 쉬운데, 펙틴이 풍부한 사과나 동치미 등을 함께 먹으면 가스가 차는 것을 막을 수 있다.

혈압을 조절해 성인병을 예방한다

고구마는 알칼리성 식품으로 칼륨 성분이 많아 몸 속에 남아 있는 나트륨을 소변과 함께 배출시키는 작용을 하여 가벼운 고혈압 등의 성인병을 예방하고, 뇌졸중을 막는 효과도 있다.

또한 고구마의 식물성 섬유는 몸에 나쁜 저밀도 콜레스테롤을 배출하는 능력이 매우 뛰어나 혈중 콜레스테롤의 농도를 정상화시킨다. 식후 혈당치가 급격히 올라가는 것을 완화시켜 인슐린의 분비를 줄이는 효과도 있다.

노란 고구마는 암을 예방한다

고구마에는 위암과 폐암을 예방하는 베타카로틴이 들어 있다. 베타카로틴은 당근이나 단호박 등 노란색을 띠는 채소에 많이 들어 있는데 고구마 역시 노란색이 짙은 것일수록 항암 효과가 높다고 한다.

또한 보라색과 붉은색 색소에 들어 있는 '안토시아닌'은 세포의 노화를 막고 암세포 증식을 억제하는 효능이 있는 것으로 밝혀졌다. 고구마의 섬유질도 배변을 도와 만성 변비로 인한 대장암 등의 질환을 예방한다.

허약 체질을 개선한다

고구마는 비타민 B군과 미네랄, 카로틴 등이 많이 들어 있어 영양가가 높다. 특히 허약 체질인 사람이 생고구마를 갈아 먹으면 건강 증진에 효과가 있다. 하지만 소화기능이 너무 약한 위무력증이나 위하수 등이 있는 사람은 생고구마를 먹지 않는 것이 좋다.

비타민 E가 노화를 막는다

고구마에는 노화를 막는 비타민 E가 풍부해 평소 즐겨 먹으면 오랫동안 젊음을 유지할 수 있다. 다양한 호르몬의 생성을 촉진하고 핏속의 콜레스테롤 수치를 떨어뜨려 노화를 방지한다.

피부미용에 효과가 있다

고구마를 한 개 먹으면 하루에 필요한 비타민 C가 충족될 정도로 고구마에는 비타민 C가 많다. 비타민 C가 대부분 열에 약한데 비해 고구마의 비타민 C는 가열해도 50~70%까지 남기 때문에 익혀 먹어도 효과를 볼 수 있다.

또한 위, 십이지장, 대장, 직장 등의 활동을 좋게 해 숙변을 없앤다. 특히 아랫배가 너무 차면 얼굴에 주근깨나 기미 등이 생기기 쉬운데 고구마를 먹으면 이를 개선하여 피부를 깨끗하게 만들어준다.

좋은 고구마 선별법

① 크기와 모양이 균일한 것.

② 황토흙에서 생산한 고구마로 표피색이 밝고 선명한 적자색
   을 띠는 것.

③ 바르고 매끈하며 흠과 패임이 적은 것.

④ 길쭉한 것보다 좀 통통한 것.

⑤ 늦게 수확하여 육질이 단단하고 단맛이 풍부한 것.

⑥ 상처가 없고 적당히 건조하여 저장성이 있는 것.

제육고구마볶음 만들기

【재료】

고구마 300g, 돼지고기 100g, 검은깨 약간, 식용유

양념장 − 진간장 2큰술, 다진 파 1/2큰술, 다진 마늘 1작은술, 깨소금 1
작은술, 설탕 1/2큰술, 참기름 1/2큰술, 후추 약간

【만드는 방법】

① 고구마 껍질을 벗겨 한 입 크기로 먹기 좋게 썰고, 돼지고기도 먹기
   좋게 도톰하게 썬다.

② 양념장을 만든다. 진간장 2큰술에 나머지 양념장 재료를 한데 섞는다.

③ 냄비에 식용유를 두르고, 고구마를 볶다가 양념장을 넣고 물을 자작하게 부어 끓인다.

④ 고구마가 거의 익었을 때 돼지고기를 넣어 섞은 후 볶고, 국물이 거의 없어질 때까지 조려 부드럽게 익힌 후 검은깨를 뿌려 마무리한다.

작은 것이 맵다, **고추**

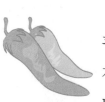

학명이 Capsicum Annuum인 고추는 가지과에 속하는 일년생 식물이다. 줄기에서 많은 가지가 나오며 키가 80cm까지 자라기도 한다. 중앙아메리카, 남아메리카, 서인도제도 등 서반구의 열대지역에서 자생하며, 우리나라에는 담배와 거의 같은 시기인 조선시대 때 일본과 중국을 거쳐 들어온 것으로 추정된다.

열매를 얻기 위해서 세계 전역에서 재배되는데, 대부분의 피망(sweet pepper)과 자극적이고 강한 맛을 내는 많은 것들이 이 종류에 속한다.

품종에 따라 열매 길이는 12.5cm에서 30cm 가량이며, 모양은

길거나 둥글거나 원뿔형이고, 색깔은 노란색, 갈색, 보라색, 빨간색 등으로 다양하다. 이른 봄에 심어서 여름과 가을에 열매가 익으면 건조시킨 뒤 빻아서 쓴다.

고추 열매로 만든 향료를 파프리카(paprika)라고 부르는데, 순한 맛의 파프리카를 만들려면 먼저 속을 제거해야 한다. 고추의 매운맛은 질소화합물인 캡사이신(capsacin)에 의한 것으로 과피보다는 씨가 붙어 있는 흰 부분인 태좌(胎座)에 많이 함유되어 있기 때문이다.

동유럽 헝가리의 로즈 파프리카(rose paprika)가 일반적으로 가장 뛰어난 변종으로 알려져 있으며, 헝가리 요리에는 빼놓을 수 없는 향신료로 자주 애용되고 있다. 필자가 몇 년 전 출장차 그곳을 방문했을 때 식당에서 최고급 요리라며 내놓은 음식 중에 건더기를 뺀 걸쭉한 우리식 매운탕 같은 수프를 먹으며 놀란 적이 있다. 나중에 알고 보니 헝가리 최고의 스튜 요리인 구아슈(gulyas)라는 명품요리였다.

고추는 크게 말린 고추와 풋고추로 나뉜다. 이밖에도 감상용으로 쓰는 애기고추, 아우로라고추, 노랑고추, 무늬잎고추, 화초하늘고추 등이 있다. 말린 고추는 건조방법에 따라 태양초, 화건초 등으로 나뉘는데, 태양초는 자연의 태양빛으로 건조시켜 빛깔이 선명하고 매운 맛이 강한 반면, 건조실에서 인공열에 의해 건조시킨 화건초는 껍질이 얇고 단맛이 난다.

고추의 붉은 빛깔은 주로 캡산틴(capsanthin)이라는 색소성분으로서 푸른 고추가 빨갛게 익어가면 지방산과 결합하여 캡사이신으로 전환되고, 이것은 체내에서 비타민 A로 바뀐다. 비타민 A는 피부, 점막을 튼튼하게 해주고 호흡기 계통의 감염을 줄여주며 어두운 곳에서도 밝은 눈을 지니게 해준다.

또한 고추의 매운맛은 입안과 위를 자극하고 체액의 분비를 촉진하여 식욕을 증진시키고, 혈액순환 및 신경통 치료에도 큰 도움을 준다. 하지만 너무 많이 먹으면 위장을 자극하여 위장 점막을 손상시키고 설사를 유발하며 간기능을 해칠 수 있으므로 주의해야 한다.

그럼 풋고추와 말린 붉은고추의 영양성분을 한번 비교해보자.

표에서 보이듯 동일 함량이더라도 말린 고추가 풋고추에 비해

구분	열량 kcal	단백질 g	지질 g	당질 g	섬유질 g	회분 g	인 mg	철 mg	나트륨 mg
풋고추	33	1.4	1.2	2.3	3.3	0.6	25	0.7	2
말린 고추	328	14	1.4	23.1	32.6	5.6	250	6.5	16

구분	칼슘 mg	칼륨 mg	카로틴 mg	Vt.A IU	Vt.B₁ IU	Vt.B₂ IU	니아신 mg	Vt.C mg
풋고추	7	270	2,000	1100	0.05	0.13	1.3	22
말린 고추	7	2,700	20,000	11,000	0.5	1.3	13	100

적게는 5배, 많게는 10배 정도의 영양소를 함유한다. 따라서 깊어가는 가을날에 맑은 하늘과 서늘한 바람 아래 잘 건조된 우리나라의 말린 고추는 세계적으로도 으뜸 상품이다.

요즘은 납 성분을 함유한 중국산 김치 파동으로 직접 김장을 담그겠다는 주부들이 유난히 많다. 고춧가루는 김장에 없어서는 안 될 양념이므로 좋은 고춧가루 고르는 법을 소개한다.

고춧가루는 유난히 붉은빛이 고운 것은 피해야 한다. 이를 식별하는 손쉬운 방법은 첫째, 고춧가루 1작은술을 담은 소형 팬에 식용유를 덮일 정도로 채운 후 지글지글거릴 만큼 끓인다. 그런 다음 고춧가루 양의 3~4배 정도의 물을 부어 색깔을 살펴보자. 이때 색소가 들어간 고춧가루는 핏빛을 띠지만 순수 고춧가루는 노란빛의 분홍색을 띤다.

둘째, 고춧가루를 두부와 함께 끓인 다음 두부만 꺼내 깨끗한 물에 담가보자. 이때 두부가 깨끗해지면 진짜 고춧가루이고 붉은 물이 빠지지 않으면 물들인 것이다.

진품을 가려내는 것도 중요하지만 자칫 보관을 잘못하면 색깔이 변하거나 곰팡이가 생기기도 한다. 빻은 고춧가루는 바로 사용하는 것이 가장 좋고 남은 것은 밀폐 비닐에 담아 냉장 보관하는 것이 좋다.

어린 시절 동네 아주머니들이 모여 함께 담근 김장김치, 한입

두입 베어먹다 밤새 속앓이를 했던 기억이 새롭다. 여러분은 매운 고추가 행복 호르몬이라 불리는 엔도르핀을 분비한다는 사실을 아는가.

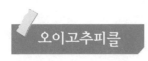

오이고추피클

【재료】
오이 5개, 풋고추 8개, 붉은 고추 1개, 양파 1/2개, 식초 1/2컵, 설탕 3 큰술, 소금 1큰술, 물 1컵, 월계수잎 5개, 통후추 1/2큰술

【만드는 방법】
① 오이는 소금으로 문질러 씻고 풋고추는 깨끗이 씻어서 물기를 제거한다.
② 붉은 고추는 꼭지를 떼고 큼직하게 썰어두고 양파는 4등분한다.
③ 냄비에 물, 식초, 설탕, 소금, 붉은 고추, 양파, 통후추, 월계수잎을 넣고 푹 끓인 다음 식힌다. 이것을 체에 걸러 국물만 받아낸다.
④ 밀폐용기에 오이와 고추를 담고 ③의 식촛물을 부어 냉장 보관한다.
⑤ 3일 정도 있다가 ④에서 식촛물만 받아내 다시 끓인 다음 식힌다. 이것을 다시 오이와 고추를 넣은 밀폐용기에 부어 그대로 둔다.

겨울철 진미, 과메기

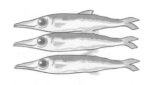한 시인이 말했다. 과메기에서는 바
람 맛이 난다고. 구룡포 겨울바람에 얼
마른 과메기를 한 입 넣고 소주잔을 비
워본 사람만이 이 맛을 알까.

경북 포항에서 구룡포를 지나 영덕까지의 겨울 해안선은 과메
기 덕장들로 가뭇하다. 푸르고 투명했던 꽁치의 등은 차가운 겨
울바람에 얼었다 말랐다를 반복하며 까맣게 그을린다. 붉은 속살
은 맑은 기름을 바닥에 뚝뚝 떨어뜨리고 있다. 스무 마리씩 짚으
로 엮었거나 포를 뜬 과메기들은 나무에 척척 빨래처럼 널렸다.
꽁치의 내장으로 배부른 갈매기들도 오동통 살이 올랐다. 어디든
비슷한 풍경이다.

포항 앞바다의 겨울은 해마다 이렇게 시작된다. 흰 파도가 바늘 같은 바람을 꽁치 속살에 연신 뿌려댄다. 이러니 과메기에서 바람 맛이 날 수밖에.

과메기라는 말은 청어의 눈을 꼬챙이로 꿰어 말렸다는 '관목(貫目)'에서 유래한다. 목(目)을 구룡포 방언으로 '메기'라고 발음하였는데, 이 지방 사람들은 자연스레 관목을 '관메기'로 불렀고 ㄴ 받침이 탈락하면서 과메기로 굳어졌다. 갓 잡은 청어나 꽁치를 겨울철 바깥에 내다 걸어 밤에는 얼렸다가 낮에는 녹이는 횟수를 거듭하여 수분 함유량이 40% 정도 되도록 말린 것으로 구룡포의 특산물이다.

예전부터 구룡포 앞바다에는 청어가 흔했다고 한다. 고기를 잡으러 나갔던 뱃사람들이 그저 그물만 던지면 떼로 올라오는 청어를 밥 반찬으로나 할 요량으로 배 지붕 위에 대충 던져놓았던 것이 제 스스로 찬 새벽바람에 얼었다가 한낮 햇살에 녹았다가를 반복해서 과메기가 되었다고 한다.

또 다른 얘기는 한 선비가 과거를 보러 가다가 하도 배가 고파 나뭇가지에 꿰어놓은 청어를 한 점 집어 먹었는데, 그 맛이 기가 막혀 해마다 겨울이 되면 청어를 구해다 처마에 걸어 얼리고 말려 먹었다는 데서 유래한다는 것이다.

그 유래야 어쨌든 간에 청어 산지로 유명한 포항 앞바다에 사는 사람들은 매해 겨울 대나무에 청어의 눈을 꿰어 부엌 창문이나 처마에 매달아놓았다. 바깥의 차가운 바람과 밥 지을 때 올라오는 따뜻한 온기에 거듭 얼리고 말려진 청어는 궁중 진상품으로도 이름이 높았다.

과메기는 등푸른생선으로, 불포화지방산인 DHA와 EPA가 풍부하고 고혈압, 심근경색, 동맥경화 예방에 매우 좋다. 또한 비타민 E가 다량 함유되어 노화 예방에도 효과가 크고 시력 보호에 좋은 비타민 A가 쇠고기보다 무려 16배나 더 들어 있다.

과메기에는 뼈를 튼튼하게 하는 비타민 D가 성인 하루 필요량의 3배 정도 함유되어 있으며, 그밖에 칼슘, 인, 니아신 등 각종 영양소가 많아 '꽁치가 나면 신경통이 들어간다'는 옛말이 있을 정도이다.

과메기로 쓰이는 꽁치에 대해 좀 더 알아보면 다음과 같다.

덴마크 다이아베르그 박사가 에스키모인들의 장수비결을 역학 조사한 결과, 꽁치를 즐겨 먹는 에스키모인들은 공통적으로 튼튼한 심장을 가지고 있었다. 즉 꽁치에 들어 있는 EPA가 혈관을 확장시키고 혈중의 중성지방 농도를 낮춰 동맥경화와 같은 성인병을 예방하기 때문이라는 것이다. 미국 워싱턴 대학 시스코빅 박사팀도 꽁치를 매일 20g 이상 먹으면 심장병 발병률을 50% 낮출 수 있다고 보고했다.

꽁치를 말렸다 얼렸다 반복시킨 과메기는 일반 꽁치보다 불포화지방산의 함량이 높아져 동맥경화에 더 좋을 뿐 아니라 그 특별한 맛이 미식가들을 반하게 만든다. 또한 꽁치는 여름에는 지방 함유량이 10% 전후이다가 가을이 되면 20%로 높아지고 한겨울에는 5% 정도 더 올라가므로 겨울 꽁치가 단연 영양만점이다. 겨울 음식으로 과메기를 발전시킨 우리 선조들의 지혜가 돋보이는 대목이다.

그러나 꽁치에는 요산의 원료인 퓨린이 많이 들어 있어 요산 때문에 관절에 염증을 일으키는 통풍 환자나 요산대사 이상으로 관절이 붓고 쑤시는 사람은 가능한 한 꽁치를 멀리하는 게 좋다.

노란 배춧잎 위에 마른 김 한 장 얹고, 초장을 듬뿍 찍은 과메기 한 점을 그 위에 올린 후, 물미역도 쪽파도 주섬주섬 챙긴다. 마지막으로 마늘 한 쪽을 올린 후 손바닥 위에서 도르르 말아 한 입에 쏘옥 넣는다. 꾸덕꾸덕 쫀득쫀득 거기다 소주 한 잔을 곁들이면 아무리 추운 겨울의 칼바람도 목구멍을 타고 잠잠해지게 마련이다.

구룡포 과메기의 바람 맛을 잠재우실 분, 어디 없나요.

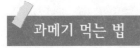
과메기 먹는 법

【준비】

과메기와 초고추장, 기호에 따라 파래김(돌김이나 양념한 구운 김은 맛이 덜해요), 배추(깻잎), 파, 미역, 마늘, 고추, 미나리

【다듬기】

베진 것은 머리(몸통) 부분에서 손톱으로 살짝 껍질을 잡은 상태에서 당겨 벗긴다. 통마리일 경우에는 먼저 배 쪽의 내장 부분에서 머리, 등지느러미 순으로 가위로 잘라내면 쉽게 뼈를 가려낼 수 있다.

【먹기】

껍질이 벗겨진 과메기를 기호에 맞게 잘라서 초고추장에 찍은 후 배추+미역+쪽파+마늘+고추+김 등과 함께 먹으면 과메기의 순수한 맛과 개운한 맛을 동시에 즐길 수 있다. 미역과 함께 먹으면 미역의 알긴산이 콜레스테롤 수치를 낮춰줘 동맥경화 예방에 도움이 된다.

【안주】

과메기의 아스파라긴 성분이 속을 편안하고 덜 취하게 해주어 소주와 궁합이 잘 맞는다.

색깔 따라 영양도 듬뿍, **과일샐러드**

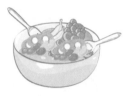 중년 나이에 접어든 농촌 출신 사람치고 어린 시절 참외서리를 안 해본 사람은 거의 없을 것이다. 대개 웃통을 벗어젖힌 채 반 알몸으로 참외서리를 감행한다.

서리대장이 먼저 참외밭을 물색한 뒤 일행은 낮은 포복으로 각개전을 벌인다. 달빛이 유난히 하얀 속살을 드러낼수록 자세는 더욱 낮춰지고 어디서 달려온 모기떼인지 무차별 물어대는데 행여 주인이라도 달려올까봐 신음소리조차 제대로 못 낸다. 바쁜 마음에 따낸 참외의 반타작은 물러터지거나 설익은 것…… 지금 생각해보아도 잘 익은 참외 가려내기가 왜 그리 어렵던지.

수박, 참외, 토마토, 자두, 복숭아…… 여름은 과일 천국이다.

제철이어서 값도 많이 내리고, 맛도 꿀맛이다. 과일은 몸에도 좋고 손질도 간단해 아이들 간식으로 그만인데, 문제는 아이들의 까탈스런 입맛이다. 우리 어릴 때와는 달리 요즈음 아이들은 입맛에 맞는 과일만 골라 먹는다.

하지만 과일과 채소에는 비타민과 미네랄이 많이 들어 있어 성장기 아이들은 가리지 않고 충분히 섭취할 필요가 있다. 색깔에 따라 서로 다른 항산화 효과를 얻을 수 있으므로 하루에 5가지 색깔의 과일과 채소를 골고루 먹는 게 좋다.

잠시 샐러드에 대해 살펴보면, 샐러드란 여러 가지 신선한 계절 채소, 허브와 과일 등을 이용해 소스를 곁들인 것을 일컫는다. 원래 샐러드는 소금을 뿌려 먹던 습관에서 비롯된 것으로 기원전 그리스 로마 시대로 거슬러 올라간다.

샐러드는 새콤한 겨자 비네거레트, 매끄럽고 부드러운 커리, 박하, 또는 올리브 오일을 얇게 입히거나 드레싱을 엷게 뿌린 것을 정석으로 삼으며, 잎사귀 샐러드의 많은 종류 외에도 다양한 과일과 채소를 사용할 수 있다. 생으로 먹는 것, 신속하게 조리된 것, 또는 데친 것 등 각자의 입맛에 맞는 샐러드가 가능하다.

샐러드는 일반적으로 베이스(base), 드레싱(dressing), 가니시(garnish)로 나뉜다.

'베이스'는 대개 채소나 과일로 구성된다. 그릇을 채우는 여러 재료와 균형과 대비를 이루도록 준비한다. '드레싱'은 맛을 증가시키고 가치를 돋보이게 하며 소화를 도와주는 역할을 한다. '가니시'는 완성품을 아름답게 보이도록 치장하는 것이지만 맛을 증가시키는 역할도 한다. 과일샐러드에는 이들 3요소가 두루 섞여 있다. 5색 과일별로 맛과 영양이 다 다르고 그 자체로 드레싱과 가니시 역할을 하기 때문이다.

미국 국립암연구소는 오래전부터 '하루에 5가지 과일과 채소를 섭취하자'라는 캠페인을 주도해오고 있다. 식탁에 빨강, 주황, 흰색, 초록 및 검푸른색(혹은 보라색)이 포함되는 식사를 하도록 권장하는 것이다. 여기서 과일과 채소의 색깔은 크게 빨간색(토마토, 수박, 딸기 등), 주황색(당근, 감, 오렌지, 귤, 복숭아 등), 초록색(키위, 오이, 시금치, 아욱, 근대, 깻잎, 브로콜리, 양배추 등), 흰색(양파, 무, 배, 버섯 등), 보라색(포도, 가지, 블루베리 등)으로 분류할 수 있다.

토마토, 수박, 자두 등 빨간색은 심장질환, 유방암, 동맥경화 등을 예방해준다.

당근, 파인애플, 복숭아, 망고 등 주황색은 암, 심장질환을 예방해주고, 콜레스테롤을 저하시켜 혈액순환을 좋게 해준다.

양파, 무, 배, 바나나 등 하얀색은 균이나 바이러스에 대한 저항력을 키워주고 동맥경화, 심장병을 예방해준다.

포도, 가지, 블루베리 등 보라색은 몸 안에 노폐물이 쌓이는 것을 막아 피를 깨끗하게 해주고, 시력·피로회복에 도움을 준다.

키위, 시금치, 브로콜리 등 초록색은 DNA의 손상을 막고 간을 건강하게 해주며, 폐 기능을 향상시킨다.

우리의 식탁에 흔히 오르는 채소 대부분은 항돌연변이, 항암 효과 등 좋은 효과를 나타낸다. 채소 내의 식물화합물은 암을 포함한 여러 만성 질환을 예방하는 효능이 있으며, 이러한 효과는 녹색이나 황색이 진한 채소일수록 큰 효과를 낸다.

과일 역시 색깔이 선명하고 진한 것을 고르고, 포도, 사과 등 껍질에 색소가 많은 과일은 통째로 먹는 게 좋다. 아이들이 잘 먹지 않는 과일은 평소 즐기는 닭고기 요리에 넣거나 알록달록 예쁘게 샐러드로 만들어주도록 하자.

또 소스나 스무디, 셰이크 등을 만들어주는 것도 좋은 방법이다. 소스는 키위, 망고, 파파야 등 과일에 올리브오일, 식초 등을 기호에 따라 넣고 믹서에 갈아 냉장고에 넣어두었다 과일샐러드에 뿌려주거나 빵에 발라주면 된다.

알록달록 과일샐러드 만드는 법

【재료】

강낭콩 · 완두콩 1/4컵씩, 양상추 5잎, 치커리 30g, 교나 30g, 파프리카 1개, 방울토마토 10개, 청포도 10알, 포도 10알, 파파야 1/2개, 파인애플 1/4통

키위소스 – 키위 1개, 올리브오일 5큰술, 레몬즙 1작은술, 설탕 2큰술, 식초 1작은술, 소금 · 흰후추가루 약간씩

【만드는 방법】

① 강낭콩과 완두콩은 끓는 물에 삶아 찬물에 헹궈 물기를 뺀다.

② 양상추와 치커리, 교나는 찬물에 두세 번 흔들어 씻어 물기를 뺀 뒤 손으로 큼직하게 찢는다.

③ 파프리카는 반으로 갈라 씨를 도려내고 폭 1cm 길이 4cm로 썬다.

④ 방울토마토는 씻어서 꼭지를 떼어내고 반으로 자르고, 청포도와 포도는 씻어서 껍질째 반으로 자른다.

⑤ 파파야는 씨를 모두 긁어내고 껍질을 벗겨 사방 3cm 크기로 자른다. 파인애플도 껍질을 벗겨내고 가운데 심을 도려낸 뒤 4등분한다.

⑥ 소스는 껍질을 벗긴 키위를 적당한 크기로 잘라 믹서에 올리브오일, 레몬즙, 설탕, 식초를 넣어 곱게 간 다음 소금과 흰 후춧가루로 간을 해서 냉장실에 넣어둔다.

⑦ 큰 접시에 강낭콩, 완두콩, 양상추, 치커리, 교나를 버무려 담고 방울토마토, 청포도, 포도, 파파야, 파인애플을 담은 뒤 키위소스를 뿌린다.

생선의 왕, 굴비

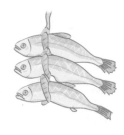 가장 값진 명절 선물 중 하나로 꼽히는 굴비는 고급식품에 속한다. 굴비의 사전적 의미는 '소금에 절여서 통째 말린 조기'를 일컫는다.

그런데 말린 조기에 불과한 굴비가 이다지도 유명해진 데는 역사적 유래도 간과할 수 없다.

고려 17대 인종 때의 일이다. 딸들을 임금에게 시집 보내어 세도정치를 펼치려던 이자겸이 난을 일으켰다가 붙잡혀 정주(지금의 법성포)로 귀양을 오게 된다. 이곳에서는 유난히 조기가 많이 잡혔는데 이를 알맞게 간하여 바람에 잘 말려 먹어보니 그 맛이 기가 막혔다.

그는 말린 조기를 조정에 진상품으로 올리면서 자신의 옳은 뜻을 결코 '굽히지(屈) 않겠다(非)' 는 의미로 '굴비(屈非)' 라고 이름을 붙였다. 이때부터 말린 조기, 즉 굴비는 수랏상의 명물이 되었을 뿐더러 이자겸은 그 충정을 인정받아 귀양에서 풀려나는 행운을 얻기도 했다.

민어과에 속하는 조기는 예부터 귀한 생선이었다. 머리에 단단한 돌이 박혀 있다고 해서 한자로는 석수어(石首魚) 또는 석어(石魚)라고 하는데, 사람의 원기를 북돋는 생선이라는 뜻에서 '조기(助氣)' 라 불린다고 주장하는 이도 있다.

수조기, 백조기, 부세, 보굴치 등과는 달리 몸의 빛깔이 회색을 띤 황금색이며, 육질이 쫄깃쫄깃하고 맛이 향긋한 참조기로 말린 굴비를 최상품으로 친다.

1, 2월 제주 서남단 90마일 지점의 이어도에서 월동을 한 조기는 흑산도를 지나 3, 4월이면 칠산 앞바다, 5, 6월이면 연평도, 6, 7월에는 대화도까지 올라가는 장장 1,000km가 넘는 대장정을 마치고 서해 수심이 가장 깊은 곳을 골라 되돌아간다.

영광 굴비가 유명한 이유는 흑산도를 지나면서 알이 차기 시작하는 조기는 이곳 칠산 앞바다 야트막한 곳에서 산란을 하는데, 여기서 잡은 조기가 알이 꽉 차 맛과 영양상태가 가장 뛰어나기 때문이다.

더구나 이곳 법성포 굴비는 15m의 소나무 장대와 짚발로 만든 건조장에서 해풍과 일사광선에 의해 자연 건조된다. 바닷바람이 부드럽고 파리가 전혀 없어 영양손실 없이 위생적으로 잘 건조된다. 한마디로 최적의 습도, 일조량에 북서풍이 끊이지 않는 법성포는 조기를 말리기에 천혜의 지역이다.

그 가공과정을 좀 더 자세히 살펴보면, 우선 조기의 아가미를 헤치고 조름을 떼어낸 뒤 깨끗이 씻어 물기를 뺀 다음, 아가미 속에 소금을 가득 넣고 생선 몸 전체에 소금을 뿌려 항아리에 담아 이틀쯤 절인다. 절인 조기를 꺼내어 보에 싸서 하루쯤 눌러놓았다가 채반에 널어 빳빳해질 때까지 말린다.

보통 10마리를 한 줄로 묶어 열흘 정도 말리는데, 굴비는 크기에 따라 '딱', '오가', '장대' 등으로 분류된다. 딱은 대략 25cm 이상의 굴비를 10마리로 엮은 것이고, 오가는 그보다 조금 작은 20~25cm의 굴비를 같은 마리로 엮은 것이다. 장대는 이보다 작은 크기의 굴비를 일컫는다.

이렇게 말린 굴비는 바람이 잘 통하는 서늘한 곳에 걸어두면 되지만, 상온에서 15일 이상 오래 두면 몸통에서 누런 기름기가 배어나와 맛이 변하므로 그 전에 냉장 보관하는 것이 좋다.

굴비를 가장 맛있게 먹는 방법은 뭐니뭐니 해도 소금구이가 최고다. 칼등으로 비늘을 벗겨낸 다음 굵은 소금으로 적당히 간하여 약한 불로 약 15～20분간 구워내면 된다.

이때 식용유를 사용하지 않는 것이 키포인트. 굴비의 담백하고 쫄깃한 맛은 기름에 굽지 않고 서서히 달군 중불에서 노릇하게 구워내야 제격이다.

영양 면에서 조기에는 단백질 19.5g, 철분 2.0mg, 칼슘 23mg, 인 180mg, 비타민 B_1 0.04mg, 비타민 B_2 0.39mg, 비타민 A 99IU, 회분 1.4g, 지방 0.6g, 니아신 8.7mg이 함유되어 있다. 육질이 부드럽고 담백해서 맛이 좋을 뿐 아니라 양질의 단백질이 풍부한 영양식품인데, 지방질이 적어 소화가 잘 되므로 성장기의 어린이나 노인에게 특히 좋다. 또한 비타민 A와 D도 풍부해 야맹증 예방에 도움이 되며, 몸이 쇠약해졌을 때 기력을 회복하는 데도 좋다.

여담이지만 오늘날 우리 경제가 눈부신 성장을 이룬 배경에는 굴비의 역할이 컸다. 배고픈 시절 천장에 매달아놓은 굴비 한 마리로 눈요기 식사를 대신했던 수많은 자린고비들이 당대의 주역들이기 때문이다. 먹을거리가 풍족해진 요즈음에도 굴비가 꾸준히 사랑받는 건 아마도 그 시절 배고픔을 잊지 못하는 향수 때문이 아닐까.

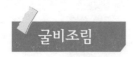

굴비조림

【만드는 방법】

① 무나 감자를 넓적하게 썰어 냄비 밑바닥에 깔고 깨끗이 씻은 굴비를 얹는다.

② 어슷썬 파, 다진 마늘, 고춧가루를 굴비 위에 얹고 식용유, 식초, 간장을 약간씩 뿌린다.

③ 물은 굴비가 잠길 정도까지 붓는다.

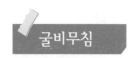

굴비무침

【만드는 방법】

① 마른 굴비를 준비한다.

② 북어처럼 방망이로 골고루 두들긴 다음, 껍질을 벗겨내고 살점을 잘게 찢는다.

③ 찢은 굴비를 기호에 따라 무친다.

▶ **tip** 참기름, 양념간장, 양념고추장 중 기호에 맞는 것으로 골라 무친다.

가볍고도 알찬 식사, **귀리 오트밀**

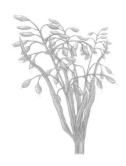 귀리는 모양이 보리와 비슷하지만 조금 갸름하다. 원산지는 중앙아시아 아르메니아 지방이며, 유럽에는 BC 2000~1300년경에 전파되었고 중국에서는 AD 600~900년경부터 재배했다고 한다. 우리나라에는 고려시대 때 원나라 군대의 말 먹이로 가져온 것이 시초로서 북부 산간지대 화전에서 약간 재배했으나 지금은 전혀 볼 수 없다.

오트밀은 귀리(oat)와 식사(meal)의 합성어로서, 귀리를 볶은 다음 거칠게 빻거나 납작하게 누른 식품 또는 이것으로 죽처럼 조리한 음식을 일컫는다. 서구에서는 주로 데운 우유에 오트밀을 섞어 바쁜 아침식사를 대신한다.

두 사람이 먹을 경우 물 1.5컵에 소금 1/4작은술을 넣고 가열하여 끓기 직전에 오트밀 5숟가락을 넣어 눋지 않도록 3분 정도 휘저은 후 접시에 담아 데운 우유 1컵에 설탕을 곁들여 먹는 게 일반적이다.

오래전부터 스코틀랜드에서는 분쇄한 귀리를 조리해 먹었다는데, 18세기 영어사전에는 "스코틀랜드에서는 사람이 먹고, 잉글랜드에서는 말이 먹는다"라고 기록되어 있을 만큼 껍질이 단단하여 잘 벗겨지지 않고 섬유질이 많아 위장을 자극하는 바람에 식량으로 널리 보급되진 못했던 것 같다.

지금도 전 세계 생산량의 90%가 가축 사료로 쓰인다. 그러나 최근 미국 〈타임〉지가 귀리를 세계 10대 식품으로 선정하면서 우리나라에서도 적지 않은 사람들이 식용 귀리, 즉 오트밀 식사에 관심을 보이기 시작했다.

우리나라에서 귀리의 식용은 주로 오트밀, 빵의 원료, 시리얼 등 서양식 조리법이 대부분이다. 옛날에는 벼, 보리, 밀 등과 함께 주곡을 이루었고, 함경도 지방에서는 귀밀떡 외에도 국수, 술 등을 만들어 향토음식으로 자리를 잡기도 했다고 한다. 우리의 밥상에서 은근슬쩍 밀려나버린 귀리, 하지만 알찬 한 끼 식사로 전혀 손색이 없다.

귀리는 다른 곡물에 비해 훨씬 뛰어난 유효 성분을 지니고 있다. 즉 생화학적 가치가 뛰어난 단백질, 양질의 식물성 기름, 다양한 미네랄과 비타민이 매우 풍부하다.

첫째, 귀리는 단백질의 구성성분인 아미노산을 다량 함유하고 있다. 다른 작물에서는 단백질 함량이 높으면 라이신 함량은 떨어지는 경향을 보이지만, 귀리의 경우 라이신의 함량이 총 단백질 함량에 관계없이 일정하다. 즉 곡류 중 밀에서는 1종의 아미노산을, 쌀보리나 보리에서는 아미노산을 전혀 섭취할 수 없는데 반해, 귀리는 6종의 아미노산을 골고루 섭취할 수 있어서 근육 형성과 신진대사에 매우 중요한 역할을 한다.

둘째, 귀리의 식물성 유지 함량은 다른 곡류에 비해 월등하다. 70% 이상의 불포화지방산과 40%의 리놀렌산를 함유하여, 심장·순환계 질환을 예방하고 혈중 콜레스테롤을 낮추어준다. 이처럼 양질의 지방산 외에도 귀리에 함유된 우수한 식이섬유와 다량의 베타글루칸이 콜레스테롤 수치를 낮춤으로써 심장병 및 당뇨병 환자에게 큰 도움을 준다 하여 선진국에서는 귀리에 대한 의학적인 관심이 높아지고 있다.

셋째, 귀리에는 비타민 B군과 비타민 E가 다량 함유되어 있다. 특히 신경 비타민으로 불리는 비타민 B_1이 많이 들어 있어 뇌와 신경 계통에 좋은 영향을 주어 학습지진이나 집중력 저하를 막아준다.

넷째, 이와 뼈의 형성에 관여하는 칼슘, 피의 형성에 관여하는 철분을 비롯해, 인, 마그네슘, 망간, 구리, 아연 등 각종 미네랄이 골고루 들어 있다.

다섯째, 귀리에는 소화되기 쉬운 탄수화물인 전분이 60% 들어 있다. 탄수화물은 우리 신체의 연료로서 활동력과 체온에 관여한다. 식이섬유로 인해 먹기가 불편한 귀리는 대개 오트밀, 시리얼, 무슬리 같은 형태로 가공하여 섭취한다. 콩과 우유 등에 섞어 먹으면 더욱 좋다.

귀리는 다이어트 식품이나 변비 예방식으로도 추천한다. 오트밀의 GI(Glycemic Index, 혈당지수) 수치는 55로 매우 낮은 편이다. 섭취한 탄수화물이 몸 안에서 당으로 바뀌어 피 속으로 들어가는 속도를 나타내는 GI 수치는 낮을수록 인슐린 분비가 적어서 살이 찌지 않는다고 한다.

참고로 감자는 90이고 고구마는 55라서 헬스 후 대용식이라면 고구마를 선택해야 한다. 감자를 섭취하면 GI 수치가 높아서 혈당이 급격히 오르고 떨어져 공복감이 빨리 오며 칼로리 소모도 그만큼 빨라지기 때문이다. 이때 귀리 구하기가 쉽지 않으면 보리를 이용해도 좋다.

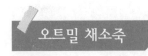
오트밀 채소죽

【재료】

오트밀 1/3컵, 우유 1/2컵, 육수 1컵, 감자 1/2개, 애호박 30g, 당근 20g, 달걀흰자 1개 분량, 소금 약간

【만드는 방법】

① 감자는 껍질을 벗겨 찬물에 담가둔다.

② 애호박과 껍질 벗긴 감자, 당근은 콩알 굵기로 썬다.

③ 육수에 감자, 당근을 넣고 끓이다가 거의 익으면 애호박을 넣고 한 번 더 끓인다.

④ ③에 우유를 넣고 끓을 때 오트밀을 넣어 더 끓인다.

⑤ 죽이 알맞은 농도로 끓으면 달걀흰자를 넣고 저어 간을 맞춘다.

▶ **tip** 채소죽이 끓을 때 우유를 넣어 끓이다가 오트밀을 넣는다.

겨울철 대표 반찬, 김

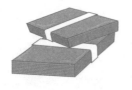

김을 식용한 것은 삼국시대 때부터라는 《삼국유사》의 기록이 남아 있지만, 1650년 경 김여익에 의해 김 양식법이 창안되면서 널리 보급되기 시작했다. 김은 오징어, 한천 등과 함께 우리나라 3대 수산물의 하나로 손꼽힐 정도로 대중적 사랑을 받고 있다.

김의 유래

우리가 겨울에 즐겨 먹는 '김'의 유래를 알아보니 재미난 일화가 전해진다.

조선시대 전라도 광양 김은 왕실에 바치는 특산물로 인기가 높았는데, 하루는 임금이 이를 반찬 삼아 수라를 맛있게 드신 후 음식의 이름을 물었으나 아는 사람이 아무도 없었다. 한 신하가 "광양에 사는 김 아무개가 만든 음식"이라고 아뢰자, 임금은 "앞으로 이 바다풀을 그 사람의 성을 따서 김이라 부르도록 하라"고 분부하여 김이라 불리기 시작했다.

또 다른 유래로는 당시 섬진강 하구 태인도라는 섬에 들어와 살던 김여익이 우리나라 최초로 김 양식에 성공하여 그 생산품을 하동장에 내다 팔았는데, 태인도 김(金)씨가 기른 것이라는 뜻에서 김으로 소개한 데서 비롯되었다 한다. 오늘날 전남 태인도 궁기마을 김 서식지는 지방기념물 제113호로 지정되어 있다.

김의 특성

김은 홍조식물 보라털과의 해조로서 '해태(海苔)'라고도 한다. 바다의 암초에 이끼처럼 붙어 자라는데, 몸은 긴 타원형 또는 선상 난형이며 가장자리에 주름이 있다. 길이는 14~25cm, 너비는 5~12cm 정도 자라고, 빛깔은 자줏빛이나 붉은 자줏빛을 띤다. 한반도 연안에서는 10월경에 나타나기 시작하여 겨울에서 봄에 걸쳐 번식하고 여름에는 자취를 감춘다.

좋은 김은 섭씨 8도 정도의 적정 수온과 비중 1.025 내외의 염도, 그리고 조류의 소통이 잘 되어 해수 중의 영양분을 제대로 섭취하며 성장해야 한다. 우리나라에선 주로 전남과 경남 지방의

해안 일대에서 양식을 하는데, 전남 완도의 김을 제일로 친다.

일반적으로 50일 정도 자란 김이 알맞게 연하고 색깔도 좋으며 맛과 향이 뛰어나다. 색깔은 검은 것이 좋다고 하는데 검으면서도 광택이 나야 상품 중의 상품이다. 그리고 김을 구워보면 청록색으로 변하는 것이 좋은 김인데, 이는 김 속의 피코에트린이라는 붉은 색소가 청색의 피코시안으로 바뀌기 때문이다.

김의 효능

김은 맛과 향 이상으로 영양가도 뛰어나다. 특히 단백질 함량은 고단백 식품으로 널리 알려진 콩(34.3%)보다도 높다(40%). 단백질뿐 아니라 비타민 B_6, B_{12} 등 8가지의 비타민 B군이 다량 함유되어 있고, 섬유질 및 칼슘, 철분 등 미네랄을 함유하여 자칫 소홀하기 쉬운 겨울철 건강에 매우 이롭다. 이들은 동맥경화, 혈전 예방은 물론 노화 방지, 담석증 예방, 암 예방 등에도 도움을 준다.

✱혈전, 심근경색 예방 : 혈전 형성을 방지하고 심근경색을 예방하는 효과가 있는 EPA가 49.7% 들어 있다.

✱야맹증 예방 : 김에는 비타민 A가 많은데, 비타민 A는 돕신이라는 단백 성분과 결합하여 로돕신(Rhodopsin)을 만든다. 로

돕신은 눈의 빛을 감지하는 성분으로 작용한다.

✻중화작용 : 김은 대표적인 알칼리성 식품으로서 체내에서 산성 식품과 균형을 이루게 한다.

✻식욕증진 : 김에 들어 있는 시스틴, 아스파라긴산 등이 식욕을 돋운다.

김 보관법

생김은 수분이 약 8~12%라서 겨울에는 괜찮으나 날씨가 더워지면 장기 보관이 어려워진다. 온풍 건조실에 넣어 재건조하는 것을 화입(火入)이라고 하는데, 이렇게 하여 수분을 2~3% 정도로 낮추어 방습 포장해두는 것이 좋다.

가장 좋은 방법은 밀봉하여 냉장고나 서늘한 곳에 보관하는 것이다. 김은 습기를 잘 타는데, 김이 눅눅해지면 향도 없어지고 제 맛도 잃게 된다. 이렇게 습기를 머금은 김은 기름에 재어놓은 후 오래 방치해두면 기름이 산패되어 몸에 해로운 과산화지질이 되므로 기름을 바른 김은 즉시 먹도록 한다.

맛김이 습기를 먹었을 때는 전자레인지에 1분 내지 1분 30초 정도 가열하면 고소하게 먹을 수 있다.

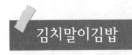
김치말이김밥

【재료】

배추김치 4장(큰잎), 김 4장, 밥 4공기, 참기름 2큰술, 통깨 2큰술, 소금 1큰술

【만드는 방법】

① 배추김치는 소를 털어내고 물기를 꽉 짠다.

② 물기를 없앤 배추김치의 줄기와 잎사귀 부분을 자른다.

③ 김은 살짝 구워 준비한다.

④ 고슬한 밥에 참기름, 소금, 통깨를 넣어 볶아준다.

⑤ 김발에 김, 김치를 올리고 볶은 밥을 전체적으로 일정하게 살살 편다.

⑥ 김발을 돌돌 말아 완성시킨다.

⑦ 1줄을 8~10등분으로 썰어 담아낸다.

우리식 겨울나기, 김장김치

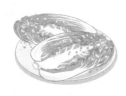

바야흐로 김장의 계절이다.

'채소를 소금물에 담근다'는 뜻의 침채(沈菜)는 조선 초기 '딤채'로도 발음되었는데, 구개음화로 인해 '짐치'가 되었다가 오늘날의 '김치'가 된 것으로 추정된다.

김장이라는 말 또한 침장(沈藏)에서 유래되어 '딤장→김장'으로 어음 변화가 이루어진 것으로 알려져 있다. 《조선왕조실록》(1409년)에 따르면 '태종 9년에 침장고(沈藏庫)를 두었다' 하고, 《삼봉집》(1700년대 말)에는 '고려의 제도를 이어받아 요물고(料物庫)를 두어 채소 가공품을 다스린다'고 기록되어 있다 하니 이미 고려시대 때부터 김장을 하였음을 알 수 있다.

삼국시대로 거슬러 올라갈 만큼 오랜 역사를 지닌 김치는 사시사철 밥상에 올라가는 주식거리였다. 또한 기나긴 겨울을 나기 위한 김장김치는 장기간 숙성과정을 거치면서 풍미와 영양이 뛰어난 저장 발효식품으로 자리 잡게 되었다.

고려시대 때까지만 해도 무를 주원료로 한 동치미, 짠지, 장아찌가 주를 이루었으나, 1600년대 고추가 상용화되면서 배추를 소금에 절여 만든 포기김치가 등장하였다.

이런 긴 역사를 가진 김치인만큼 지역에 따라 맛도 천차만별이다. 기후에 따라 젓갈과 양념을 달리하기 때문인데, 북쪽지방은 기온이 낮고 추워서 김치의 간을 싱겁고 담백하게 한 반면, 남쪽지방은 높은 기온 탓에 맛이 짜고 젓갈과 고춧가루 등의 양념을 많이 써 매운 맛이 강한 것이 특징이다.

대표적인 북부지방의 김치로는 동치미, 백김치, 보쌈김치 등이 있고, 남부지방의 김치로는 배추김치, 오이소박이, 부추김치 등이 있다.

김치에 사용되는 재료들은 제각기 다른 기능을 갖는다. 김치는 발효과정에서 유산균이 활성화 물질을 발생시켜 서로 복합적인 작용을 하는데, 각 재료별로 그 작용을 간단히 살펴보자.

✽고추 : 고추의 캡사이신 성분은 대사작용을 활발히 하여 체

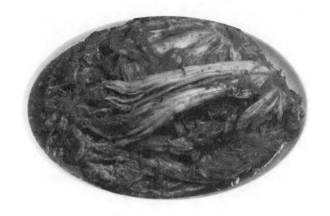

내에 지방이 축적되는 것을 막아주고 식욕을 촉진시켜주는 역할
을 한다.

✳마늘 : 독특한 냄새와 맛 때문에 우리 음식에 빼놓을 수 없는
양념이다. 살균작용이 있는 항균성 물질의 하나인 알리신은 항암
효과도 있는 것으로 밝혀졌다.

✳젓갈 : 젓갈은 이미 발효된 상태이기 때문에 김치의 숙성을
촉진시키면서 필수 아미노산의 함량을 높여주고 김치의 맛을 더
욱 맛깔나게 만들어준다.

✳배추 : 자칫 비타민이 결핍되기 쉬운 겨울철에 비타민 A와 C
를 공급해주고 적지만 양질의 단백아미노산과 칼슘 등을 보충해
준다.

✳무 : 칼슘과 인이 풍부하고 대표적인 알칼리 식품이라 체액
을 알칼리성으로 유지시켜주는 역할을 한다.

✽파 : 비타민 A, C 및 철분, 유기산, 유기염 등의 효소를 많이 가지고 있고, 비타민 B_1을 활성화시키는 작용을 한다.

✽소금 : 배추를 절일 때 쓰는 소금은 미생물의 침입과 번식을 막아준다. 절인 배추는 삼투압 때문에 세포간의 물질교류가 활발해지고 효소의 작용이 활성화되어 젖산이 잘 발효되도록 도와준다.

김치의 영양소

영양소	열량 kcal	수분 %	단백질 g	지질 g	당질 g	회분 g	칼슘 g	비타민			
								A(I.U)	B_1(mg)	B_2(mg)	C(mg)
포기김치	14	94.7	1.3	0.2	2.6	0.5	70	225	0.06	0.09	28
총각김치	49	87.4	1.7	0.14	7.2	0.8	104	8,710	0.06	0.30	50

소금에 절인 채소는 인체에 필요한 염분과 무기질을 함유하므로 체액을 알칼리성으로 바꾸는 중요한 역할을 한다. 채소류의 즙과 소금 등의 복합작용으로 장을 깨끗하게 해주고, 위장 내의 단백질 분해효소인 펙틴(pectin) 분비를 촉진시켜 소화 흡수를 돕고 장내 미생물 분포를 정상화시킨다.

새우젓, 멸치젓, 황석어젓 등 동물성 젓갈에서 아미노산을 얻을 수 있고 김치가 익으면서 뼈도 녹기 때문에 칼슘도 섭취할 수 있다.

또한 채소에 풍부한 비타민과 섬유소를 섭취하여 변비를 없애고 장염, 결장염 등의 염증성 질병을 예방한다. 다 익은 김치는 유기산, 알코올, 에스테르를 생성하는 유산균 발효식품으로서 식욕을 증진시키고 다른 유해균을 억제한다.

무엇보다도 김치의 영양학적 가치는 김치 그 자체에 함유된 영양소 이외에 김치 특유의 풍미로 인해 식욕을 잃지 않도록 도와준다는 것이다.

이렇게 훌륭한 음식으로 이름을 떨치고 있는 김치에 외국인들이 비상한 관심을 갖고 있다. 미국 〈헬스(HEALTH)〉지는 세계 5대 건강식품의 하나로 김치를 지목했다.

그러나 정작 우리가 먹는 김치의 상당수가 중국산이라면 창피한 일이 아닐 수 없다. 이제 어머니의 손맛으로 직접 담근 김치, 알싸한 그 맛에 빠져보자.

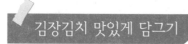

김장김치 맛있게 담그기

【재료】

배추 30포기, 무 15개, 갓 3단, 쪽파 2단, 양파(중간 크기) 5개, 배(중간 크기) 2개, 마늘(통이 큰 것으로) 15통, 생강 200g, 새우육젓 1kg, 멸치액젓 900g, 찹쌀가루 500g, 굵은 소금(천일염) 5kg 정도, 고춧가루 2kg

【배추 절이기】

① 배추는 겉의 시든 잎만 떼어내고 뿌리 쪽에 칼집을 넣어 손으로 반을 가른다. 뿌리 부분에만 칼집을 넣어주고 나머지는 손으로 찢듯이 갈라야 칼질로 인해 잘려나가는 부스러기를 줄일 수 있다.

② 준비한 소금을 반은 물에 풀어서 소금물을 만들고 반은 남겨둔다. 풀어둔 소금물에 배추를 한 번 담갔다가 건지고 배추의 줄기 부분에는 사이사이마다 소금을 뿌려서 차곡차곡 담는다. 이렇게 하면 줄기와 이파리가 고루 절여져 간이 잘 밴다.

③ 소금에 절이는 시간은 8시간 정도로 계산하고 중간에 두 번 정도 뒤집어주면 고르게 절여진다.

④ 잘 절여진 배추는 깨끗이 씻어서 소쿠리에 받쳐 물기를 빼준다.

【김치속 만들기】

① 배추가 절여지는 동안 배추를 버무릴 속을 만든다. 먼저 찹쌀을 적당한 묽기로 죽을 끓여 식혀둔다.

② 무는 채썰고 쪽파와 갓은 적당한 크기로 썰어둔다. 양파와 배는 취향에 따라 채썰기도 하고 갈아서 넣을 수도 있다.

③ 식혀둔 찹쌀풀에 멸치액젓, 고춧가루, 다진 마늘, 다진 생강, 갈아둔 양파와 배를 넣어 섞어준다.

④ ③에 채썬 무, 갓, 쪽파를 넣고 버무리면서 새우육젓과 소금을 넣으며 간을 맞추면 김치속 준비 끝!!

▶ **tip** 배추에도 간이 되어 있으니까 김치속 간을 할 때는 짜지 않게, 먹어보아 약간 싱겁다 싶은 느낌이 들도록 하면 된다.

80

【김치속 넣기】
절인 배춧잎을 적당히 들추면서 속을 고루 채워준 후 속이 빠져나오지
않도록 잘 갈무리하고 가장 겉의 배춧잎 한 장으로 배추를 싸듯이 말아
주면 완성!!

일본식 생청국장, 낫토(納豆)

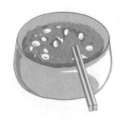 우리나라에 청국장이 있다면 일본에는 낫토가 있다. 낫토는 청국장 비슷한 일본의 대표적인 대두 발효식품이다. 냄새가 독특하고 집으면 실타래처럼 끈적끈적하게 늘어난다. 뛰어난 혈전 용해작용으로 세계 5대 영양식품으로 부각되고 있다.

　대두 발효식품은 기원전 8000년경부터 구석기인들의 주식으로 사용되었을 것으로 추정되나, 일본 전통식품인 낫토는 기원전 500년경 조몬시대 말기에 우연히 깔고 자던 볏짚에서 자연 발효된 삶은 콩을 발견하게 된 것이 시초로 여겨진다. 볏짚 1개에는 1,000만 개에 이르는 낫토균이 포자 상태로 달라붙어 있기 때문

이다.

낫토(納豆)란 명칭은 옛날 납소(納所)로 불렸던 일본 사찰의 부엌에서 대두(大豆)를 원료로 만든 음식이란 뜻에서 유래된다. 육식이 금지되던 일본의 승방들에게 낫토는 단백질 공급원으로 각광받은 사찰음식이었다.

낫토에는 아마낫토, 이토비키낫토, 시오카라낫토 등이 있는데, 일반적으로 낫토 하면 이토비키낫토를 말한다. 아마낫토는 콩을 설탕과 함께 졸인 것으로 단맛이 강하고, 시오카라낫토는 누룩곰팡이로 발효시킨 콩을 소금에 버무려 몇 달 동안 숙성시킨 것으로 신맛이 강하다. 이에 반해 이토비키낫토는 발효균이 작용하여 끈적거리는 실이 많이 생긴다.

낫토를 만들려면 우선 잘 씻은 콩을 3배 정도의 물에 10~12시간 불린다. 2배로 불어난 콩을 일반솥에서는 3시간, 압력솥에서는 30분 정도 삶는다. 용기에 면보를 서너 겹 깔고 고초균(枯草菌)의 일종인 낫토균(bacillus sutilis)을 넣는다. 이 발효균은 섭씨 40도에서 가장 많이 증식하므로 온도를 잘 맞춰야 한다. 균을 섞은 콩을 요구르트 제조기나 전기각로에 넣고 이불을 덮어서 8시간 정도 발효시켰다가 냉장고에 넣어 1주일 동안 숙성시키면 완성된다.

우리는 청국장을 띄워서 다시 소금, 양념을 넣고 숙성시켜 먹

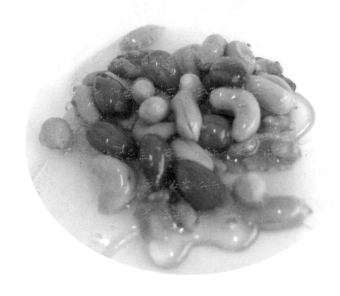

지만 일본인들은 낫토를 그 상태로 먹는다. 따라서 낫토는 우리로 보면 생청국장인 셈이다.

낫토가 청국장과 다른 외견상의 차이는 끈적끈적한 실 모양의 점성 물질이 다량 포함되어 있다는 것이다. 발효균이 분해되면서 만들어지는 이 끈적끈적한 효소성분을 흔히 '낫토키나제(nattokinase)'라 부르는데, 혈전증 치료약인 유로키나제(urokinase)보다도 혈전용해 능력이 강력하며 부작용이 없고 지속시간도 긴 것으로 알려져 있다. 치료약은 지속 효과가 약한 것에 비해 낫토키나제는 4시간 정도에서 최고점에 달하여 6~8시간 지속되고 있다.

하루 세 번 낫토를 먹으면 혈압이 내려가는 것은 많은 실험에서 확인되고 있다. 이는 낫토키나제가 혈전을 녹여 혈류가 개선 되고 혈관에 걸리는 압력이 낮아지기 때문이다.

낫토 이외에도 혈전증에 효과가 있는 식품들이 있지만 혈소판 의 응집을 억제하기만 할 뿐, 혈액 중에 생긴 혈전을 용해하는 것 은 낫토뿐이다. 또한 효소 중에는 강산성의 위산에 의해 파괴되 는 것도 있지만 낫토키나제는 위산에 안정되고 약알칼리성 장에 서도 활성을 잃지 않는 것이 실험 결과 확인되었다.

낫토키나제 이외의 유효성분 및 효과

❋이소플라본(Isoflavone) : 혈소판의 응집을 억제한다.

❋단백질 : 혈관을 튼튼하게 하고 동맥경화를 예방한다.

❋칼륨(Kalium) : 나트륨(natrium) 배출을 촉진하여 혈압을 안 정시킨다.

❋레시틴(Lecithin) : 혈관의 세포막을 튼튼하게 하고 콜레스 테롤이 혈관벽에 침착하는 것을 막아주어 동맥경화 예방에 도움 이 된다.

❋사포닌(Saponin) : 과산화 지질 및 고혈압·동맥경화를 억 제한다.

낫토는 냉동실에 우선 보관했다가 필요한 만큼 꺼내 냉장실에 옮겨 보관하는 것이 좋다. 냉동실에 보관해도 낫토균은 죽지 않고 휴면상태에 들어가지만, 온도가 높아지면 낫토균이 활동을 시작하기 때문이다.

먹기 전 팩 속에 들어 있는 낫토를 젓가락으로 30번 정도 휘저어주면 끈적끈적한 진이 나온다. 이때 양념장이나 조미를 하면 진이 덜 나오므로 반드시 진이 나온 다음 양념을 넣고 다시 30~50회 정도 저은 후 먹도록 한다. 가장 중요한 것은 충분히 휘젓는 것이다.

낫토는 보통 1주일 사이에 먹어치우는 것이 좋다. 오래 두면 물에 풀리지 않는 아미노산 결정이 나와 먹기 불편해지지만 먹어도 상관은 없다. 낫토는 바이오리듬 이론상 아침보다는 저녁에 먹는 것이 좋고, 낫토키나제가 열에 약하기 때문에 가열하지 않고 생으로 먹는 것이 효과적이다.

낫토와 가장 잘 어울리는 식품은 단연 파다. 파 역시 혈전을 방지하는 효과가 있고, 낫토 특유의 냄새를 상쇄시켜 맛을 내는 데 도움을 주기 때문이다.

일본인들이 낫토를 먹을 때는 주로 간장이나 겨자 등으로 맛을 내거나 달걀노른자, 참기름, 참깨, 마늘, 파, 김 등을 넣어 비벼 먹는다. 젊은층은 냄새가 나고 끈적거린다는 이유로 낫토를 꺼리는 경향이 많다. 최근에는 낫토로 맛을 낸 카레라이스, 스파게티,

달걀말이, 스시 등 다양한 요리를 선보이고 있다. 하지만 낫토는 그냥 그대로 먹는 것이 건강에 가장 좋다는 사실을 기억해두자.

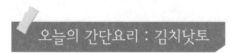

오늘의 간단요리 : 김치낫토

【재료】

낫토 50g, 김치 약간량

【만드는 방법】

① 먼저 김치를 잘게 썬다.

② 잘게 썬 김치를 낫토와 배합하여 한 방향(오른쪽)으로 50회 젓는다.

③ 냉상고에 하루 동안 보관한다.

【메모】

* 하루 정도 숙성시켜야 낫토와 김치의 은은한 맛을 느낄 수 있다. 술안 주로도 최적이다.

* 낫토에 풍부한 단백질과 식물성 지방은 김치에 풍부한 비타민 C와 궁 합이 잘 맞는다.

절제된 팔방미인, 녹차

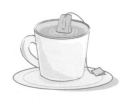

"진리가 무엇입니까?"라는 질문에

"차 한 잔 들고 가게(喫茶去)."

— 조주 스님의 유명한 선답(禪答) 한 토막

녹차의 효능은 실로 대단하다. 다이어트, 피부미용, 스트레스 해소, 감기·고혈압·암·당뇨병·식중독 예방, 노화·알레르기 억제 등 효과가 무궁무진하다. 녹차에 들어 있는 카테킨은 체내의 유해 활성산소를 제거하는 항산화 효과가 비타민 E의 50배, 비타민 C의 100배나 높은 것으로 알려져 있다. 최근 웰빙 음료로 각광받고 있는 녹차에 한 가지 효능이 더해졌다.

서울대 치과대학 예방치학교실 백대일 교수팀에 따르면, 초등학교 4학년 학생을 대상으로 매일 오전 10시와 점심식사 후에

100ml 정도의 녹차를 마시게 한 결과, 아이들의 구강 내 충치유발 세균수가 감소되고, 구강 내 산성을 완충시키는 능력이 상승하였다.

백 교수는 "10~11세 나이는 충치가 가장 잘 생기는 때이지만 구강관리는 가장 어려운 시기로, 이때 영구치의 보존 여부가 평생의 구강 건강을 좌우한다"며 "이 시기에 녹차를 마시면 녹차에 함유된 폴리페놀 성분이 충치 예방에 큰 도움을 준다"고 발표했다. 충치를 효과적으로 예방하기 위해선 식후에 녹차를 입 안에 머금어 이를 충분히 적신 뒤 마시는 게 효과적이다.

녹차의 '폴리페놀' 성분은 혈중 콜레스테롤 수치를 낮추고 항산화 작용을 해서 심장병과 암 예방에 효과가 있는 것으로도 익히 알려져 있다. 하지만 폴리페놀 성분을 다량 섭취하면 간과 신장에 오히려 해를 입힐 가능성이 높다고 한다.

미국 뉴저지 주립대에서 연구한 결과에 따르면 녹차는 하루에 작은 컵으로 10잔까지는 괜찮지만 고농도 폴리페놀이 들어 있는 건강 기능식품을 섭취하려면 각별히 조심해야 한다고 했다.

또한 녹차가 파킨슨병, 심장병, 피부나 식중독에 좋다고 하지만, 위의 기능이 저하된 사람에게는 나쁘게 작용할 수 있으므로 너무 많이 마시거나 진하게 마시는 것은 피해야 한다. 녹차의 타닌산이 음식 중의 단백질이나 철분 등의 흡수를 방해해서 소화불량이나 영양 결핍을 일으킬 수 있고, 특히 철분 흡수에 나쁜 영향을 주므로 빈혈 환자에게는 금물이다. 결국 지나침이 모자람만 못하다는 말이다. 옛 선인들이 즐겼던 다도(茶道)는 차에 담긴 절제의 미학을 승화시킨 것이 아닐런지.

녹차는 잎을 따는 시기에 따라 우전, 세작, 중작, 대작으로 나뉘는데, 일반적으로 우전과 세작의 맛이 가장 좋다.

- 우전 : 4월 20일 전까지 생산한 잎
- 세작 : 4월 21일부터 5월 초에 생산한 잎
- 중작 : 6월 하순부터 7월에 생산한 잎
- 대작 : 8월 하순부터 9월 초에 생산한 잎

잎 녹차를 만들 때는 60도 정도의 물에 3분간 담가 물이 연한 노란빛을 띠도록 하는 것이 좋다. 찻잎의 양은 1인분에 2g 정도가 적당한데 찻잎이 너무 많으면 쓰고 떫은 맛이 난다. 간단하게 마실 수 있는 티백 녹차는 70도 정도의 물에 30초 가량 우려낸다. 티백을 오래 담가 마시는 사람이 많은데, 너무 오래 담가놓으면 쓴맛이 생겨 좋지 않다.

한편 녹차는 일종의 기호식품이라 누구나 좋아하는 것은 아니다. 특히 어린이들은 녹차의 독특한 맛과 향 때문에 싫어한다.

이 때문에 푸드스타일리스트 K씨는 평소 가족들이 좋아하는 음식에 녹차를 넣어 요리해볼 것을 권한다. 그는 "요리에 녹차를 넣으면 향과 색, 맛, 영양이 모두 업그레이드된다"면서 "찻잎보다는 가루녹차가 활용하기 편하다"고 말한다. 라면을 끓일 때 녹차 티백을 하나 넣어주면 맛도 담백해지고 다이어트 효과도 얻을 수 있다.

K씨는 녹차를 활용한 으뜸 요리로 새싹녹차비빔밥을 추천했다. 비빔밥으로 만들어놓으면 향이 진하지 않아 잘 먹을 수 있고, 더욱이 새싹은 집에서도 쉽게 기를 수 있을 뿐 아니라 비타민이 듬뿍 들어 있어 웰빙 푸드로 그만이라는 것.

당나라의 유정량은 '다선십덕(茶扇十德)'을 통해 차는 우울한 기분을 없애고 졸음을 깨게 하며 기력을 양생하고 병을 제거할 뿐 아니라 예의범절을 지키게 한다고 했다. 또한 차로써 심신을 수련한다 했으니 차는 신이 인간에게 준 가장 큰 보물이라 해도 과언이 아니다.

차는 대개 5월, 7월, 8월 3차례에 걸쳐 잎을 따는데, 5월에 딴 것이 가장 좋은 차가 된다. 가정의 달인 5월엔 온 가족이 함께 보성 차밭에 가보기를 권한다. 신록의 푸르름을 만끽하며 새순 잎차를 한 잔 곁들인다면 능히 열 가지 다도(茶道)를 깨치게 되지 않을까.

【재료】

쌀 3컵, 물 3과 1/2컵, 가루설록차 1큰술, 크레송 · 무순 1/2컵씩, 표고
버섯 3장, 다진 쇠고기 100g

쇠고기와 표고버섯 양념장-간장 2작은술, 참기름 · 청주 1큰술씩, 깨소
금 1작은술

약고추장-고추장 1컵, 쇠고기 50g, 배즙 · 설탕 1/2컵씩, 참기름 약간

쇠고기 양념용-간장 1큰술, 설탕 1/2큰술, 참기름 · 깨소금 · 후춧가루
약간씩

【만드는 방법】

① 밥을 고슬하게 지어 뜨거울 때 가루 설록차를 골고루 섞어준다.

② 표고버섯은 미지근한 물에 30분쯤 불린 뒤 밑동을 떼어 물기를 짜고
포를 가늘게 떠 채썬다.

③ 다진 쇠고기와 표고버섯은 양념해 물기 없이 고슬고슬 볶는다.

④ 약고추장용 쇠고기를 곱게 다져 양념하고, 배는 껍질을 벗긴 뒤 강판
에 갈아 꼭 짜서 즙을 내놓는다.

⑤ 두꺼운 냄비에 고추장을 넣고 약한 불에서 20분쯤 저어가며 볶은 뒤
양념해둔 고기와 배즙, 설탕, 참기름 순으로 넣어가면서 볶는다.

⑥ 준비된 밥을 그릇에 담고 새싹 채소와 다진 고기, 표고버섯, 약고추
장을 넣어 비벼 내거나 이들을 모두 그릇에 담아 곁들여 내어 각자
취향에 맞춰 비벼 먹도록 한다.

콩으로 메주를 쑤어 만드는 **된장**

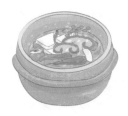

'콩 심어 된장이 되기까지, 임신해서 아기를 낳기까지 꼬박 열 달이 걸렸어. 된장이나 사람이나 똑같아.'

– 문순태 소설 〈된장〉 중

소설가 문순태는 스스로 된장처럼 살고 싶다고 했다. 지나치게 맵고 쓰고 짜고 시고 달지 않고 적절히 아우르는 된장 맛은 그래서 관용과 포용의 미학이며 전통 속에 이어온 우리 민족의 아름다운 정신이 깃들어 있다는 것이다.

우리 민족은 언제부터 메주를 쑤어왔을까? 콩의 원산지는 만주 남부로서 고구려의 옛 땅이니 우리나라가 원산지인 셈이다. 만주뿐 아니라 한반도 전역에서 콩의 야생종과 중간종이 발견되고 있고 고고학적 자료들을 들춰보면 4,000년 전부터 콩이 재배되었음을 알 수 있다. 따라서 된장의 유래도 삼국시대 이전으로 거슬러 올라간다.

삼국시대에는 메주를 쑤어 주로 간장과 된장이 섞인 형태의 걸쭉한 장을 담갔으며 맑은 장도 떠서 썼을 것으로 추측된다. 중국인들은 고구려인들이 발효식품을 잘 만든다고 하여 우리 된장 냄새를 '고려취(高麗臭)'라고 불렀다고 한다.

8, 9세기경에는 우리의 장 담그는 기술이 일본에도 전수되었다는 기록이 전해진다. 현재 된장을 지칭하는 일본말 '미소'는 고려의 장인 '말장(末醬)'이 일본에 와서 그곳 방언으로 불린 것이라는 기록이 남아 있다.

이렇게 역사가 오래된 된장에는 어떤 효능이 있을까? 필자가 어릴 때만 해도 놀다가 다치거나 벌에 쏘이기라도 하면 어김없이 된장발림을 당했다. 된장을 호박잎에 펴발라 아픈 곳에 동여매 놓으면 저절로 딱지가 생기고 치료되었다.

된장은 음식의 간을 맞추는 데 없어서는 안 될 조미료였으며, 발효기간을 거친 간장은 효소작용이 뛰어나 영양만점의 건강식품으로 우리의 식단을 독차지했다.

된장의 주원료인 콩은 밭에서 나는 고기라 불릴 정도로 영양가가 풍부하다. 특히 된장에는 콜레스테롤 염려가 없는 양질의 식물성 단백질이 다량 함유되어 있어 동맥경화, 심장질환이 있는 사람이 먹어도 좋으며, 혈액순환을 도와주는 역할도 한다. 또한 된장에는 쌀을 주식으로 하는 사람에게 부족하기 쉬운 필수 아미노산 리신(lysin)이 많이 들어 있어 식생활의 균형도 잡아준다.

만병통치 식품이라 불러도 좋을 된장의 효능을 자세히 짚어보면 다음과 같다.

✻항암 효과 : 암에 걸린 쥐에게 된장을 먹인 결과, 먹이지 않은 쥐보다 암조직의 중량이 80%나 감소되었다는 보고가 있고, 대한암예방협회가 발표한 암 예방수칙 중에는 '된장국을 매일 먹어라'는 조항이 들어 있을 정도로 된장의 항암 효과는 국내외에서 인정받고 있다.

✻혈압저하 효과 : 된장에 함유되어 있는 히스타민-로이신 아미노산은 단백질의 생리활성이 뛰어나 두통을 경감시키고 혈압을 저하시키며, 콜레스테롤을 제거해 혈관을 탄력 있게 유지해준다.

✻간기능 강화 : 섭취된 영양소는 간을 통해 분해된다. 전통 된장은 간기능 회복과 간 해독에 효과가 있다. 간독성 지표인 아미노기 전이효소의 활성을 떨어뜨려 간기능을 강화시킨다는 실험 결과가 이를 입증하고 있다.

✻항산화 효과 : 항노화 작용을 하는 물질은 콩에 함유된 황색

색소인 이소플라본류인데, 이들은 된장 내에 존재하는 지질류의 산화를 막아 된장이 안전한 식품으로서의 가치를 갖도록 만든다.

✻해독작용 : 된장은 생선, 육류, 채소, 버섯 등의 독을 푸는 데 효과가 있고, 뱀독 등을 다스리는 데도 효과가 있다.

✻치매예방 효과 : 콩 속의 레시틴은 뇌기능을 향상시키고 사포닌은 혈중 콜레스테롤 수치를 낮추며 과산화지질의 형성을 억제하여 노화 및 노인성 치매를 예방한다.

✻소화촉진 : 소화력이 뛰어난 된장을 함께 먹으면 체할 염려가 없다. 민간요법에서는 체했을 때 된장을 묽게 풀어 끓인 국을 한 사발 먹도록 해 체한 기를 풀어주었다고 한다.

✻골다공증 예방 : 이소플라본 유도체는 일명 식물성 에스트로겐으로서 뼈의 재흡수를 막고 뼈를 형성하여 여성에게 빈번한 골다공증을 막아준다.

✻당뇨 개선 : 멜라노이딘(Melanoidin) 성분이 인슐린 분비를 원활하게 하여 당뇨를 개선시켜준다.

된장 맛있게 담그는 법

【만드는 방법】

① 소쿠리에 소금을 담아 물을 부어 소금물을 만든 다음 고운 채에 걸러 둔다. 항아리는 햇빛을 많이 받을 수 있는 입구가 넓은 것으로 준비하여 뜨거운 물로 소독한다.

② 깨끗이 털어 씻은 메주를 항아리 속에 쌓은 다음 그 위로 준비한 소금물을 붓는다.

③ 항아리에 잘 닦은 고추와 대추를 넣고 뚜껑을 꼭 닫아 사흘간 두었다가 열어 햇볕을 쪼인다.

④ 망사로 항아리를 봉해서 40일 정도 두는데, 이때도 뚜껑을 자주 열어 햇볕을 쪼인다.

⑤ 간장을 떠낸 다음 메주를 큰 그릇에 넣고 여기에 찹쌀을 고아 식혜 함께 섞는다. 메주가루와 소금도 넣고 잘 섞는다.

⑥ 항아리에 담을 때 된장 사이에 말린 붉은 고추를 넣어 눌러 담고 그 위에 소금을 뿌려 봉한다.

인도인의 주식, 렌틸콩

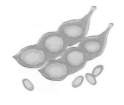2006년 미국의 권위 있는 건강전문지 〈헬스〉에서 세계 5대 건강식품을 발표했다. 우리나라의 김치를 비롯해 일본의 낫토, 스페인의 올리브유, 그리스의 요구르트, 인도의 렌틸콩이 함께 선정되어 세간의 관심을 모았다.

이 중 렌즈 모양을 띠어 렌즈콩으로도 불리는 렌틸콩(lentils, lens culinasis)은 우리에겐 퍽 생소한 이름이다. 하지만 우리가 김치를 즐겨 먹듯 인도인들은 렌틸콩 없는 식사는 상상도 할 수 없다고 한다.

렌틸콩은 콩과에 속하는 1년생 식물로, 연필 지우개보다 작은 크기에 검정, 노랑, 빨강, 주황 등 10여 가지 색상을 띤다. 조리를 할수록 죽처럼 부드럽게 물러지고 농후하면서도 견과 같은 풍미를 느끼게 한다.

렌틸콩의 역사는 기원전 6000년경으로 거슬러 올라간다. 근동이나 중앙아시아 지역이 원산지로서, 구약성서 창세기에서 '야곱이 에서에게 빵과 렌틸콩 스튜를 주었다'는 구절을 찾아볼 수 있고, 유대인들은 바빌론 유배기간에도 렌틸콩을 애용하였음을 기록에서 찾아볼 수 있다.

고대 이집트인들 역시 무덤에서 렌틸콩이 발견될 정도로 이를 즐긴 것으로 알려져 있다. AD 1세기경에야 비로소 인도로 전수되었는데, 이때부터 '달(Dahl)'로 불리는 양념된 렌틸콩이 인도인들의 주식으로 자리 잡게 되었다고 한다.

재미난 사실은 당시 이집트의 오벨리스크를 바티칸의 성 베드로 광장 앞으로 옮겨오는 과정에서 무려 280만 파운드의 붉은 렌틸콩이 운송 완충재로 이용되었고, 이후 가톨릭 교회는 사순절 기간 동안 고기 대신 렌틸콩을 주식으로 삼게 되었다는 것이다. 오늘날 렌틸콩의 주산지는 인도를 비롯해 터키, 중국, 시리아, 캐나다 등지이다.

렌틸콩의 영양성분은 일반콩과 그다지 다르지 않다. 단백질, 엽산, 섬유질의 훌륭한 공급원이며, 각종 미네랄이 풍부하다. 렌틸콩은 콜레스테롤을 저하시키는 섬유질이 풍부하여 콜레스테롤

저하는 물론 식후에 급격히 상승하는 혈당 수치를 떨어뜨려 혈당 장애를 조절하는 매우 유익한 식품이다.

흥미롭게도 1991년부터 1995년까지 9만여 명의 여성을 상대로 한 간호사 건강연구 II(Nurses' Health Study II)에서 렌틸콩을 섭취한 여성 그룹에서 유방암의 빈도가 현저히 떨어진 것으로 조사되었다.

차, 양파, 사과, 브로콜리, 블루베리 등을 섭취한 다른 그룹에 비해 놀라운 예방 효과를 보여, 1주일에 2번 이상 렌틸콩을 먹을 경우 유방암의 위험을 24% 정도 줄일 수 있다는 결과가 나왔다. 그러나 렌틸콩은 수산염(oxalate)의 함량이 높아 수산염 함유 신장결석 병력을 가진 사람은 과량 섭취를 피하는 게 좋다.

말린 렌틸콩은 차고 건조한 곳에 보관하되 6개월을 넘기지 않도록 유의한다. 통조림은 소금이나 기타 첨가물이 들어가 있지 않은 것으로 구입하며, 요리하고 남은 여분은 밀폐용기에 넣어 냉장고에 보관하되 3일을 넘기지 않도록 한다.

렌틸콩은 찜, 스튜, 수프요리에 매우 유용하게 쓰인다. 콩의 크기가 작은 편이라서 조리 전에 밝은 색의 접시에 펼쳐놓고 이물질을 제거하고 흐르는 물에 씻은 후 바로 사용하면 된다. 이때 대두(大豆)와는 달리 물에 미리 불릴 필요는 없다.

인도 렌틸콩의 껍질을 벗겨 반으로 쪼갠 것을 '마수르 달

(Masoor Dahl)' 이라고 부르는데, 국내에서도 인도요리 전문 레스토랑에 가면 여러 가지 달을 사용한 요리를 맛볼 수 있다. 안타깝게도 서울 시내에서만 가능한 일이라서, 강가, 인디아게이트, 타지, 자크라, 달 등에 가면 1만 5,000원 안팎에 정통 달 요리를 즐길 수 있다.

집에서 렌틸콩 요리를 해먹고 싶은 사람은 외국 음식 재료점 재스퍼, 포린푸드마트, 한남체인, 해든하우스 등에서 얼마든지 주문이 가능하다.

그러면 렌틸콩을 이용한 요리법을 한 가지 소개하고자 한다.

렌틸콩 카레 달 머커니

【재료】
렌틸콩 200g, 양파 1/4개, 생강 1개, 마늘 3개, 토마토 2개, 네팔식 마살라 향신료 · 소금 · 생크림 · 고수 약간

【만드는 방법】
① 마른 렌틸콩을 통째로 물에 씻어서 껍데기를 벗긴 후 삶아서 익힌다.
② 양파와 토마토를 두껍게 썰고, 생강과 마늘은 각각 2mm 정도 두께로 자른다.
③ 양파, 생강, 마늘을 프라이팬에 식용유를 두른 후 익을 때까지 볶는다.

④ 토마토를 첨가하고 약간 더 볶은 뒤 렌틸콩과 마살라를 첨가해서 약
 5분간 더 볶는다.
⑤ 식성에 따라 소금으로 적당히 간을 맞춘다.
⑥ 완성된 요리에 생크림과 고수를 얹어서 장식한다.
⑦ 밥에 끼얹거나 인도식 빵인 난을 찍어서 먹는다.

정력의 화신, 마늘

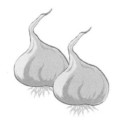

"곰과 호랑이는 환웅이 준 쑥과 마늘을 먹으며 삼칠일 동안 굴 안에서 살게 된다. 그러나 성질이 급한 호랑이는 도중에 뛰쳐나오고 곰은 끈기 있게 지켜 여자가 된다. 그녀가 바로 웅녀이고, 환웅과의 사이에서 우리의 시조 단군을 낳는다."

단군신화의 줄거리다. 그런데 하필이면 왜 쑥과 마늘이었을까. 여기에서 마늘은 신령스런 약, 즉 영약(靈藥)을 상징한다.

예부터 마늘은 쑥과 함께 나쁜 일을 물리치는 역할을 한다고 믿어왔다. 마늘의 강한 냄새가 악령이나 액운을 쫓는다고 믿어, 우리 선조들은 먼 길을 떠날 때 마늘을 미리 먹거나 지니고 다녔다고 한다.

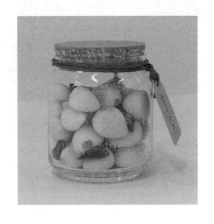

밤길의 마늘 트림이 나쁜 귀신을 물리치고 호랑이도 도망가게 한다고 믿었기 때문이다.

우리에게 너무도 친숙한 마늘이 언제부터 한반도에서 재배되기 시작했는지는 확실치 않다. 마늘의 어원은 몽골어 만끼르(manggir)에서 gg가 탈락된 마닐(manir)이 변형된 것으로 추론되지만, 맛이 날하다 하여 맹랄(猛辣)이 마랄→마늘로 되었다는 《명물기략(名物紀略)》의 설도 있다.

중앙아시아가 원산지인 마늘은 이탈리아와 남부 프랑스 지방에서도 잘 자라는데, 특히 이탈리아인들은 마늘을 매우 좋아해서 끈끈한 가족관계, 높은 교육열과 치맛바람 등과 함께 우리나라 사람들과의 공통점으로 자주 소개된다.

우리나라 마늘 품종은 따뜻한 곳에서 자라는 난지(暖地)형과 추운 곳에서 자라는 한지(寒地)형으로 나뉜다. 난지형은 8~9월에 심어 이듬해 5월 초에 수확하는 조생종으로 남해, 고흥, 제주, 완도 등이 유명하고, 한지형은 9월 하순부터 10월 사이에 심어 이듬해 6월에 수확하는 만생종으로 함양, 논산, 의성, 영덕, 서산,

단양, 울릉도 등이 유명하다. 이 중 마늘이 6개 달리는 육쪽마늘이 최상의 품질로 알려져 있다.

마늘은 미국 〈타임〉지가 세계 10대 식품 중 하나로 꼽을 정도로 효능이 뛰어나다. 맛은 맵지만 몸을 따뜻하게 하며, 혈액순환을 촉진하고, 살균·항암작용이 있어 위염, 고혈압, 암 치료에 쓰이며, 특히 남성에게는 정력을 보강해주는 건강식품으로 알려져 있다.

마늘은 열성 식품이라서 소음인과 같이 냉성 체질이 먹으면 몸의 냉기를 몰아내고 면역력을 높여줘 건강에 많은 도움이 되지만, 열성 체질이 먹으면 좋지 않다고 알려져 있다. 또한 마늘의 알리신이 독특한 악취를 풍겨 빈 속에 생마늘을 많이 먹으면 위장장애를 일으키기도 한다.

익히 알려진 마늘의 10대 효능을 살펴보면 다음과 같다.

✻강력한 살균 및 항균작용 : 알리신이 강력한 살균작용을 하는데, 페니실린이나 테라마이신보다 살균력이 강력하다.

✻강장효과 및 피로회복 작용 : 마늘 속의 게르마늄이 비타민 B_1과 결합하면 비타민 B_1을 무제한으로 흡수, 체내에 저장하여 몸이 지치거나 피로하지 않도록 만든다.

✻동맥경화, 신체 노화, 냉증 및 동상 개선 : 알리신이 지질과 결

합하여 피를 맑게 함으로써 세포를 활성화시키고 혈액순환을 촉진해 인체를 따뜻하게 한다.

✻고혈압 개선 : 마늘의 칼륨 성분이 혈중 나트륨을 제거하여 혈압을 정상화시킨다.

✻당뇨 개선 : 알리신이 췌장세포를 자극하여 인슐린 분비를 촉진한다.

✻항암작용 : 마늘의 유기성 게르마늄, 셀레늄이 암의 억제 및 예방에 기여한다.

✻아토피성 피부염, 알레르기 억제 작용 : 알레르기 반응 시 유리되는 베타헥기 소사미니데스 효소의 유리를 억제하기 때문이다.

✻정장 및 소화작용 : 알리신이 위점막을 자극하여 위액 분비를 촉진하고 대장의 정장작용을 돕는다.

✻해독작용 : 시스테인, 메티오닌 성분이 강력한 해독작용으로 간장을 강화시키고, 알리신, 알리인, 치오메텔, 멜가프탄, 유화수소 성분 및 그 유도체가 수은 등 중금속을 배출하고 세균을 제거한다.

✻신경안정 및 진정 효과 : 알리신이 인체의 신경에 작용하여 신경세포의 흥분을 진정, 안정화시키고 스트레스 해소 및 불면증을 개선한다.

따라서 마늘을 꾸준히 먹을 경우, 인체의 면역력과 저항능력이 향상되어 체력이 증진되고 노화가 방지되며, 현대인의 3대 질병인 심혈관 질환, 뇌혈관 질환, 암과 당뇨 등을 이겨내는 강한 체질로 바뀐다.

마늘은 생마늘에서부터 절인 마늘, 구운 마늘에 이르기까지 다양하게 조리해 먹는다. 냄새가 역겨워 생마늘을 먹을 수 없을 때는 마늘의 냄새 유발 효소가 단백질과 잘 결합하는 성질을 이용하여 고단백 식품인 우유와 함께 먹으면 냄새를 줄일 수 있다. 실제로 중국요리나 서양요리에도 마늘이 많이 쓰이지만 열처리를 하여 냄새를 없애거나, 단백질이 풍부한 생선이나 육류에 곁들여 먹도록 해 냄새를 줄이기도 한다.

가장 즐겨 먹는 절인 마늘 만드는 법을 소개하며 마늘 예찬을 끝맺고자 한다.

절인 마늘 만드는 법

① 마늘 껍질을 벗겨 5% 소금물에 이틀간 담가둔다.
② 입구가 넓은 병에 마늘을 담은 후 마늘이 잠기도록 식초를 붓고 10일 후에 마늘을 건져내 다른 병에 옮긴 후 간장을 8부가 되게 붓는다.

③ 흑설탕을 기호에 맞게 넣은 다음 뚜껑을 꼭 닫아 서늘하고 어두운 곳에 보관한다.

④ 2~3개월 후부터 먹을 수 있지만 1년 정도 경과하면 맛이 더욱 깊어진다.

춘곤증을 물리치는 **봄나물**

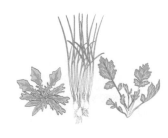

"어머니가 매던 김밭의 / 어머니가 흘린 땀이 자라서 / 꽃이 된 것아……"

시인 이근배는 봄철에 피어나는 냉이꽃을 이렇게 노래했다. 보릿고개 시절, 겨우내 떨어진 양식을 보충하기 위해 산과 들에서 흘렸던 수많은 어머니의 피와 땀이 정녕 냉이꽃이 된 것일까.

봄이 되면 겨우내 푸른 채소를 제대로 섭취하지 못한 우리 몸은 항스트레스 호르몬인 부신피질 호르몬을 만들어내는 비타민이 거의 고갈 상태가 된다. 게다가 기온 상승으로 체온이 올라가는 것을 막느라 피부 혈관이 확장되므로 혈액이 피부 쪽으로 몰리면서 내장의 혈액순환은 약해지고 소화액의 분비도 떨어져 식욕부진을 느낀다. 춘곤증이다.

전문가들에 의하면 봄에는 겨울보다 3~10배의 비타민이 필요하다고 한다. 달래, 냉이, 씀바귀 등 봄나물에는 비타민과 칼슘, 철분 등 무기질이 풍부해 신진대사에 도움을 준다는 것이다.

한의사 N씨는 "제철 음식이 몸에 가장 좋은 것"이라며, "봄기운을 담은 제철 나물을 먹으면 몸의 조화를 이룰 수 있다"고 조언한다.

대표적인 봄나물 재료와 그 특징을 살펴보자.

위와 장에 좋은 냉이

냉이는 향긋하고 독특한 향이 일품이다. 특히 살짝 데쳐 된장을 넣고 버무려 먹는 맛은 둘이 먹다 하나가 죽어도 모를 정도이다. 채소 중에서 단백질 함량이 가장 많고 칼슘과 철분이 풍부하며 비타민 A가 많아 춘곤증 예방에도 그만이다.

냉이에 함유된 무기질은 끓여도 파괴되지 않으며, 특히 푸른잎 속에 비타민 A가 많아 100g만 먹으면 하루 필요량의 3분의 1은 충당된다.

한방에서는 냉이를 소화제나 지사제로 이용할 만큼 위나 장에 좋고 간의 해독작용도 돕는다.

한약재로 쓰이는 달래

약간 쓴 듯한 쌉싸래한 맛이 매력인 달래는 비타민 C를 비롯해 갖가지 영양소가 골고루 들어 있고 칼슘이 많아 빈혈과 동맥경화에 좋다. 식초를 곁들이면 비타민 C가 파괴되는 시간이 연장되므로 달래무침에는 식초를 치는 게 제격이다.

된장국에 넣으면 개운한 맛을 내는 알칼리성 강장식품이다. 특히 한방에서 불면증, 장염, 위염에 효과가 있다고 하며, 자궁출혈이나 월경불순 등 부인과 질환에 효과가 좋아 여성에게 좋은 음식으로 꼽힌다.

저항력을 높여주는 쑥

쑥에는 신경통이나 지혈에 좋은 무기질과 비타민이 듬뿍 담겨있다. 비타민 A가 많아 하루에 80g만 먹어도 비타민 A 하루 권장량을 섭취할 수 있다. 비타민 A가 충분하면 우리 몸에 세균이 침입했을 때 저항력이 강해진다.

쑥에는 또 비타민 C가 많아 감기 예방과 치료에 좋은 역할을 할 뿐 아니라 한방 치료에도 효과가 크다고 한다. 해열과 해독, 구취작용, 혈압 강하에 좋고 복통에도 효과가 있어 옛날 사람들은 말린 쑥을 넣은 복대를 만들어 배를 두드리기도 했다.

여름 더위에 강해지는 씀바귀(고들빼기)

씀바귀의 쓴맛은 미각을 돋우는 데 중요한 역할을 한다. 따라서 봄철 입맛이 없을 때 새콤하게 무쳐 먹으면 식욕증진에 도움을 준다. 또 씀바귀는 위장을 튼튼하게 해 소화기능을 좋게 하는 특징이 있는데 옛 어른들은 이른 봄에 씀바귀나물을 먹으면 그해 여름 더위를 타지 않는다고 했다.

열병, 속병에도 좋고 얼굴과 눈동자의 누런기를 없애는 데도 좋다고 하니 올봄엔 씀바귀나물로 맑은 눈을 가꿔보면 어떨까.

칼륨이 풍부한 알칼리성 산채 취나물

취나물에는 참취, 곰취, 개미취 등이 있는데 우리가 주로 먹는 종류는 참취의 어린 잎을 말한다. 산나물의 왕이라 불릴 만큼 봄철 미각을 살려주는 취나물은 칼륨, 비타민 C, 아미노산 함량이 많은 알칼리성 식품이다. 어린 잎 특유의 향미가 있어 데쳐서 무쳐 먹으면 입맛을 한층 돋워주고 춘곤증 예방에도 좋다.

성숙한 것은 두통 및 현기증 약으로 쓰이며 가정에서도 하루에 5~10g을 지속적으로 먹으면 당뇨병을 예방할 수 있다고 한다.

간질환에 좋은 돌나물

물김치로 담가 먹으면 시원한 자연의 맛을 듬뿍 느낄 수 있는

112

돌나물은 줄기가 채송화를 닮았고 5~6월에는 노란 꽃이 핀다. 돌나물은 간염이나 황달, 간경변증 같은 간질환에 효과가 좋은 것으로 알려져 있으며, 《동의학사전》에는 돌나물이 전염성 간염에 효과가 좋다고 기록돼 있다. 돌나물은 피를 맑게 해서 특히 대하증에 효험이 있다고 한다.

항암 치료제 머위

유럽에서 가장 탁월한 항암 치료약으로 인정받는 머위는 암 환자들의 통증을 완화시켜주는 역할을 한다. 굵은 잎자루를 나물로 먹는 머위 잎에는 비타민이 골고루 함유돼 있으며, 칼슘 성분이 많은 알칼리성 식품이다.

머위는 잎을 따버리고 잎자루를 삶아서 물에 담가 아릿한 맛을 우려낸 후 껍질을 벗겨내고 조리한다. 머위나물은 볶음, 조림, 장아찌 등으로 조리하며 머위잎은 삶아서 쌈도 싸먹을 수 있다.

봄나물 구절판 만들기

【재료】
더덕 · 도라지 · 오디 · 적상추 · 치자 · 붉은고추 각각 20g, 봄나물(원추리 · 달래 · 냉이 · 두릅 · 쑥 · 참나물 · 취나물) 각각 20g, 밀가루 1컵,

양념(소금 · 참기름 · 깨소금 · 다진 마늘) 약간

【만드는 방법】

① 더덕과 도라지는 곱게 채썬 뒤 소금을 넣고 볶는다.

② 봄나물은 각각 30초간 데쳐서 바로 찬물에 담근 뒤 양념을 넣고 볶아
  둔다.

③ 오디, 적상추, 치자, 붉은고추를 각각 갈아서 채소즙을 만든다. 여기
  에 소금, 밀가루를 넣어 색깔별로 밀전병용 묽은 반죽을 만든다.

④ 반죽을 지름 15cm 크기로 부쳐내 나물을 넣고 돌돌 만 뒤 먹기 좋은
  크기로 썰어 겨자소스와 곁들여 낸다.

북미인의 슈퍼푸드, 블루베리

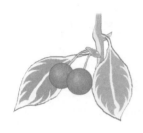

핀란드 속담에 '내 땅은 딸기, 남의 땅은 블루베리'라는 말이 있다. 옛날 화전(火田) 농사에서, 나무를 베고 불태운 밭에서 농사를 짓는 동안 딸기가 나오면 내 땅, 블루베리가 나올 만큼 숲이 생기면 그 땅을 누구나 이용할 수 있었던 데에서 유래된 말이라고 한다. 야생 블루베리가 흔했던 탓에 생겨난 재미있는 속담이다.

청포도가 익어가는 7월, 북미지역에선 블루베리의 첫 수확이 시작된다. 블루베리는 북아메리카가 원산지이며 우리나라에도 정금나무, 산앵두나무 등 일부가 알려져 있다. 산성 토양에서 잘 자라고, 열매는 둥글고 남색에 가까운 보랏빛을 띠며 겉에 흰 가

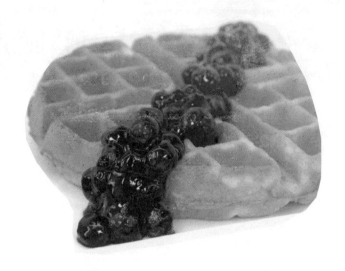

루가 묻어 있다. 지역과 재배종에 따라 다소 차이는 있지만 대개 7월에서 10월까지 수확한다.

캐나다가 전 세계 수출량의 37%를 차지하고 있으며 서남부의 BC(British Colombia)주가 전체 절반을 차지할 만큼 밴쿠버 일대는 블루베리 물결을 이룬다. 따라서 이곳 태생인 사람이라면 "내 고향 7월은 블루베리가 익어가는 계절"이라고 노래하리라.

지난 2002년 미국 〈타임〉지는 '몸에 좋은 10가지 식품' 중 하나로 블루베리를 선정했고, 스티븐 G. 프랫 박사는 블루베리를 '슈퍼푸드'의 하나로 꼽았다. 블루베리의 영양비결은 바로 안토시아닌(anthocyanin)에 숨겨져 있다. 수용성 색소인 안토시아닌은 질병과 노화를 일으키는 유해 활성산소를 효과적으로 중화시키는 작용이 뛰어나다.

보라색을 내는 안토시아닌계 색소는 동맥에 침전물이 생기는 것을 저해함으로써 심장병과 뇌졸중을 막아준다. 또 요로 계통 감염을 예방해주고 시력과 기억력 향상에도 도움을 준다.

좋은 예로 제2차 세계대전 당시 영국 비행편대는 야간비행 때마다 조종사들에게 빌베리(bilberry, 유럽형 블루베리)를 먹게 하여 큰 효과를 거두었다고 한다. 이밖에 블루베리는 칼슘, 비타민 A, C, E와 엽산, 섬유질이 많이 들어 있는 과일로 잘 알려져 있다. 블루베리의 효능을 정리해보면 다음과 같다.

✽시력 강화 : 안토시아닌 색소가 시력에 관여하는 '로돕신'이라는 색소체의 재합성 작용을 활성화시킨다.

✽면역체계 증진 : 블루베리는 세포를 보호하고 면역체계를 증진시키는 산화방지제를 다량 함유하고 있다.

✽심장병, 뇌졸중 방지 : 보라색을 내는 안토시아닌 색소가 동맥에 침전물이 생기는 것을 막아주어 심장병과 뇌졸중을 방지한다.

✽혈액 정화 : 안토시아닌 색소는 지방질을 잘 흡수하고 혈관 내 노폐물을 용해, 배설시키는 성질이 있어서 피를 맑게 한다.

생 블루베리는 겉이 매끄럽고 마른 상태에 속이 꽉 찰 정도로 탱탱한 것이 좋다. 크기보다는 색깔로 감별해야 하는데, 푸르스름한 검은색이 감도는 진한 자줏빛 파란색이어야 한다. 붉은빛이 감도는 것은 아직 덜 익은 것이니 요리하기에 적합하지 않다.

블루베리는 먹기 전에 찬물에 담가두었다가 가볍게 흔들어 씻은 후 먹는 것이 좋다. 가정에서 블루베리를 오래 보관하려면, 씻지 않고 완전히 마른 상태로 냉동실에 넣어두었다가 그때그때 해동시킨 후 씻어 먹는 게 좋다. 이때 얼린 블루베리를 그대로 먹어도 아이스크림처럼 맛있다. 하나씩 집어먹는 블루베리 아이스크림이라고나 할까.

서양요리에서 블루베리는 매우 다양하게 쓰인다. 오늘은 디저트나 간식으로 인기 만점인 '블루베리 머핀 만들기'를 소개한다. 미국 작가 조앤 플루크가 2003년에 펴낸 추리소설 《블루베리 머핀 살인사건》에서 주인공 한나 스웬슨이 소개한 소설 속 레시피를 그대로 옮겨본다.

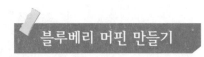

블루베리 머핀 만들기

【재료】

녹인 버터 3/4컵, 백설탕 2컵, 거품 낸 달걀 2개, 베이킹파우더 2작은술, 우유 1/2컵, 블루베리파이(소) 1/2컵, 밀가루 2컵과 1큰술, 신선한 블루

베리 1컵

토핑-설탕 1/2컵, 밀가루 1/3컵, 묽은 버터 1컵

【만드는 방법】

① 12개짜리 머핀 팬 바닥에 기름칠을 한다.

② 녹인 버터에 설탕을 섞고, 거품 낸 달걀과 베이킹파우더, 소금을 넣은 다음 골고루 섞는다.

③ 비닐백에 블루베리를 넣고 밀가루를 1큰술 정도 넣어준 다음 블루베리 표면에 밀가루가 골고루 잘 묻도록 부드럽게 흔들어준다. 적당히 묻었으면 비닐백에 잠시 둔다.

④ 1컵 분량의 밀가루를 그릇에 넣고 준비한 우유의 절반을 붓는다. 그런 다음 나머지 밀가루와 우유를 넣고 잘 반죽한다.

⑤ 반죽에 블루베리 파이(소) 1/2컵을 넣고 잘 반죽한다(반죽이 파란색으로 변해도 염려하지 말 것. 다 굽고 나면 먹음직스런 색으로 변함). 반죽이 고루 되었으면 밀가루 옷을 입힌 블루베리를 넣는다.

⑥ 머핀 컵에 반죽을 3/4 가량 붓는다.

* 토핑은 작은 그릇에 설탕과 밀가루를 넣고 섞은 후, 묽은 버터를 잘게 부숴 넣는다. 머핀 위에 토핑을 뿌린 다음 섭씨 190도로 예열된 오븐에 25~30분 정도 굽는다.

⑦ 머핀이 다 구워졌으면 선반에서 적어도 30분 정도 식힌다. 이렇게 해야 팬에서 잘 떨어진다.

- 《블루베리 머핀 살인사건》의 레시피 중 일부 발췌

입맛 돋우는 여름 별미, 산채나물

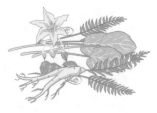

한국 식품점에 가면 젓갈류에서부터 장
아찌까지 없는 게 없이 다 있다. 나물 종
류도 콩나물에서 호박고지나물까지 고루
다 있다. 그러나 산나물은 없다. 나는 한
국에서 먹던 습관으로 봄이 되면 산나물 생각이 난다. 이른 봄에 산나물
을 사다가 새파랗게 삶아서 꼭 짜가지고 파, 마늘 다져 넣고 초고추장에
참기름 치고 조물조물 무쳐 먹는 향긋하고 산뜻한 맛은 우리 한국이 아
니면 맛볼 수 없을 것 같다.

- 수필 〈산나물〉(재미교포 정숙자 지음) 중

예부터 7월 보름은 백중이라 하고 한자로는 백종(百種), 백중
(百衆), 중원(中元) 또는 망혼일(亡魂日)이라고도 불렀다. 백중에

120

는 갖가지 과일류와 오이, 산채나물과 다시마튀각, 각종 부각, 묵 등 사찰음식을 차렸다. 이 중 산채나물에 대해 살펴보기로 하자.

산나물은 그야말로 산에서 나는 나물을 말한다. 우리가 거의 매일 먹는 채소도 처음에는 산에서 자라던 식물이었다. 그것을 개량하여 먹기 좋게 한 것이 오늘날 밥상에 오르는 채소이다. 산나물은 자연 그대로의 오염되지 않은 먹을거리를 찾는 현대인에게 더없이 좋은 음식이다. 오염된 토양, 수질, 공기로부터 자유롭고 농약이나 인공의 비료를 사용하지 않기 때문이다.

산나물에는 참취, 곰취, 참나물, 미역취, 엄나무순처럼 잎이나 순을 먹는 것과 도라지, 더덕, 잔대처럼 뿌리를 먹는 것과 달래, 고들빼기, 냉이처럼 잎과 뿌리를 동시에 먹는 것과 당귀, 머루, 다래처럼 열매를 먹는 것이 있다.

초봄에 나는 어린 풀은 어느 것이나 뜯어 먹어도 약이 된다고 하여 백초차(百草茶)라 부른다. 하지만 날씨가 점점 더워지면 햇볕이 강해져서 독이 오르는데, 이때도 다소 빳빳해진 풀을 빼놓고 나머지는 다 먹을 수 있다. 다만 이때는 양념을 적게 써서 나물 맛을 잘 간직하도록 하고, 특히 참기름을 적게 써야 한다. 어느 절에서는 참기름 대신 들기름을 쓰는 경우도 많다. 나물은 우선 신선해야 하기 때문에 너무 많이 무쳐서 냉장고 안에 잔뜩 쌓아두어서는 안 된다.

나물의 사전적 풀이는 "먹을 수 있는 풀이나 나뭇잎의 총칭, 또는 그것을 조미하여 무친 반찬"인데, 재배나물(남새, 채소), 산나물, 들나물 등으로 나뉜다.

'남새'는 재배채소를 가리키는 반면, 산과 들에 절로 나서 자란 풀은 통틀어 '푸세'라고 한다. 재배되는 나물로는 오이, 아욱, 가지, 토란, 상추, 부추, 풋고추, 무 등이 있고, 산채나물로는 도라지, 고사리, 두릅, 고비, 버섯 등이 있다.

푸세 중에서도 산채나물은 신분의 고하를 가리지 않고 겨레의 중요한 부식물로서의 자리를 차지하고 있다. 일찍부터 산채를 식별해내는 능력이 뛰어났던 우리 민족은 동아시아의 중국, 한국, 일본 가운데서 가장 많은 종류의 산채를 가장 다채롭게 요리에 이용하고 있다.

자연이 인간에게 주는 최대의 선물인 산나물은 청정지역에서 성장하여 공해나 농약으로부터 벗어나 있다. 또한 채취하기 위해서는 산행을 해야 하므로 적절한 운동과 함께 자연의 정취를 느낌으로써 심신 단련과 천지 기운을 느낄 수 있는 이중의 장점이 있다. 그러나 뭐니뭐니해도 산나물의 최대 장점은 상큼한 향과 감칠맛이 아닐까.

산나물은 여러해살이풀로 잎과 줄기나물, 나무의 새순, 열매나물, 뿌리나물, 버섯류 등 200여 종이 있다. 산나물은 비타민, 미네랄, 섬유소 등 영양소가 풍부해 최고의 건강식품으로 꼽힌다.

산나물은 종류에 따라 다르지만, 향긋하고 쌉싸래한 맛은 입맛을 돋우는 데 제격이다. 중저지대 산의 산나물로 두릅, 참죽나무잎, 참취, 원추리, 개미취, 홑잎나물, 미역취, 곤드레, 고비, 고사리 등이 있다. 두릅나무의 어린 순인 두릅은 살짝 데쳐 두릅회를 만들어 초고추장에 찍어 먹으면 맛이 좋다. 두릅보다 약간 부드러운 참죽순은 그 옛날 소금으로 절였다가 해산물과 함께 중국으로 수출했던 품목이다.

정상이 가까운 곳에서는 호박나물, 누리대, 곰취, 병풍취, 참나물, 엄나무순 등 각종 나물과 더덕 등을 얻을 수 있다. 엄나무순은 엄나무라는 가시가 굵고 높은 나무에서 나는데 순을 데쳐서 초고추장에 찍어 먹으면 두릅보다 더 상큼하고 쌉싸래한 맛을 느낄 수 있다.

대표적인 산채나물 몇 가지를 골라 그 효능을 알아보자.

고사리

고사리는 비타민 A, B_2와 칼슘, 인, 철분, 회분, 단백질, 당분 등 영양가가 풍부하고 섬유질이 많은 맛있는 식품으로서, 자양강장제, 해열 등의 한약재로 사용된다. 아울러 고사리의 어린 잎과 뿌리는 정신 흥분제로 이용되며, 열을 내려주는 해열작용과 소변을 원활하게 돕는 이뇨작용에도 좋고 뿌리를 말려 가루를 내어 복용하면 불면증도 다스린다.

도라지

도라지 뿌리에는 단백질, 당분, 칼슘, 철분, 회분, 인 같은 무기질이 많을 뿐더러 비타민 B_1, B_2도 있는 알칼리성 식품이다. 또한 사포닌과 이눌린, 나이시린 등이 함유되어 있어서 임상실험 결과 기침, 가래, 해열 등에 항균성이 있다고 밝혀져 주로 거담제 및 호흡기 계통 질환에 많이 쓰인다.

취나물

취나물은 당분, 단백질, 칼슘, 인, 철분, 비타민 B_1, B_2, 니아신 등이 함유된 대표적인 알칼리성 식품으로서, 감기, 두통, 진통, 항암 등에 효과가 있어 한약재로도 이용된다. 식용으로 취나물이 가장 많이 이용되는 것은 말린 나물이고, 생채로 이용되는 것은 곰취와 참취로 상추와 깻잎을 대체할 수 있는 질 좋은 잎채소로 평가할 수 있다.

산채나물 만들기

【재료】

토란 줄기 150g, 고사리 100g, 마른 고구마순 50g, 실파 1대, 식용유 1
큰술, 들깨 · 소금 약간
양념장-간장 1큰술, 다진 마늘 1/2작은술, 들기름 1큰술, 설탕 약간

【만드는 방법】

① 토란 줄기와 고사리는 삶은 것으로 준비해 물에 씻어 물기를 뺀다.

② 마른 고구마순은 미지근한 물에 불렸다가 끓는 물에 넣어 20분 정도
   삶아 찬물에 헹궈 물기를 뺀다.

③ 손질한 나물 재료를 먹기 좋은 크기로 자르고 실파는 손질해 2~3cm
   길이로 썬다.

④ 토란 줄기와 고사리, 마른 고구마순을 각각 그릇에 담고 양념장을 넣
   어 각각 무친다.

⑤ 달군 팬에 식용유를 약간씩 두르고 나물을 각각 볶다가 모자라는 간
   은 소금으로 맞춘다. 고사리를 볶을 때 실파를 넣어 색을 더한다.

⑥ 접시에 세 가지 나물을 담고 들깨를 뿌려 맛을 더한다.

여름철 보양식, 삼계탕(蔘鷄湯)

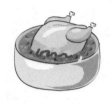여름은 더워야 제맛이다. 하지만 연일 섭씨 30도를 넘는 더위를 만나야 하는 여름은 지치고 힘든 계절이다. 무더위의 절정은 바로 초복, 중복, 말복으로 이어지는 30일 동안의 기간으로, 이 시기가 사계절 중에 가장 습기가 많고 더위가 심하다. 이 시기를 '복중(伏中)' 또는 '삼복(三伏)' 이라고 부르며, 이때의 더위를 '삼복더위' 라고 표현한다.

여름은 계절의 특성상 만물이 번성하고 열매가 열리기 시작하는 때라 하여 '번수(番秀)' 라 표현하기도 하며, 오행의 분류로는 '화(火)' 의 시기에 속한다. 이때는 오행의 상극(相克) 법칙 가운데 '화극금(火克金)' 의 법칙이 작용하여 상대적으로 금(金)이 약해지

는 때이다.

달력을 보면 각 날짜마다 육십갑자가 있는데, 이 중 '경일(庚日)'이 금(金)에 해당되는 날이다. 24절기 중 하지(夏至)로부터 세 번째 경일(庚日)이 초복이 되며, 네 번째 경일이 중복이 되고, 입추(立秋)로부터 첫 번째 경일이 말복이 된다.

따라서 삼복은 더위가 가장 기승을 부리면서 화(火)가 매우 성(盛)하고 금(金)이 가장 쇠약한 때가 된다. 아울러 이때는 몸이 가장 무기력해지는 때이기도 하다.

또한 금(金)이 화(火)에 굴하는 것을 흉하다고 하여 복날을 흉한 날로 보고 씨앗을 뿌리거나, 여행을 가거나, 혼인을 하거나, 병을 치료하는 행위 등을 삼가기도 하였다.

예부터 명절은 아니지만 삼복을 잘 지내면 청량한 가을을 맞는다고 하여, 더위를 이기는 술과 음식을 마련하여 계곡이나 산정 등을 찾아가 노는 풍습이 있었다. 또한 '열상기(熱傷氣)'라고 하여 천지에 가득 찬 열기(熱氣)가 기(氣)를 상하게 하기 때문에 보기(補氣)하는 것이 중요하다고 하였다.

이러한 이유에서 민간에서는 복날 더위를 막고 더위에 상한 몸을 보하기 위해 삼계탕(蔘鷄湯)과 보신탕(補身湯) 등을 먹었다.

복중에 먹는 음식은 더위를 이기는 힘을 길러주는 원천이 되어야 하기 때문에 열량이 높은 음식을 먹는 것이 좋은데, 이를 대표하는 음식이 2인분 기준 1,020kcal의 삼계탕이다.

여름에는 더위로 인해 양기가 밖으로 몰리면서 내부는 허한 상태를 이루므로 따뜻한 음식을 통해 양기를 보하는 것이 좋다. 선인들의 '이열치열(以熱治熱)'은 따뜻한 음식으로 허해진 양기를 보해주는 방법이다. 여름에 허해진 양기를 보하는 대표적인 음식이 바로 삼계탕이다.

영계백숙에 인삼 등을 넣은 것을 삼계탕이라고 하는데, 삼계탕은 닭고기와 인삼이 조화를 이룬 한국 전통의 대표적인 여름 보양식이다. 더위라는 환경이 사람의 체력을 저하시키고 체내의 단백질 요구량을 증가시키기 때문에 여름에는 질 좋은 단백질을 충분히 섭취하는 것이 좋으며, 소화에 부담이 되지 않도록 지방이 적고 조직이 부드러운 고기를 먹는 것이 좋다. 이에 가장 적합한 것이 닭고기이다.

삼계탕에는 일반적으로 부화한 지 49일 되는 웅추닭이 쓰이는데, 육질이 단단하면서도 쫄깃하고 부드럽기 때문에 소화도 잘된다.

닭고기는 맛이 달고, 성질이 따뜻하며, 비위를 강장하여 소화가 잘 되도록 하는 작용이 있다. 또한 골수를 튼튼하게 하고 기운을 나게 하는 효능이 있어 예부터 기(氣)를 보(補)하여 여름을 잘날 수 있도록 도와주는 대표적인 음식으로 삼았다.

닭고기는 맛이 담백할 뿐 아니라, 우수한 단백질 공급원으로 적색육(쇠고기, 돼지고기 등)보다 영양학적으로 우수하며, 식품에 필요하다고 알려진 필수 아미노산을 다양하고 풍부하게 함유하고 있다. 그리고 섬유질이 가늘고 연하며, 결체조직이 적고 지방의 함량이 낮아서 소화흡수가 용이하므로 더위에 약해진 소화기에 더욱 적합하다. 또한 닭고기는 니아신이 풍부하며, 리보플라빈(riboflavin), 티아민(thiamin), 아스코르빈산(ascorbic-acid) 등의 비타민류를 함유하고 있다.

부위별로 날개에는 세포를 윤택하게 하며 노화를 방지하는 성분이 많아서 정력을 보강시키는 효능이 있다. 닭날개를 많이 먹으면 바람이 난다는 말도 여기에서 유래되었을 것이다. 닭의 간과 쓸개에는 비타민 A가 많아 야맹증이 있거나 산후조리를 하거나 시력을 회복하는 데, 그리고 피부에 종기가 있는 경우에 도움이 된다. 또한 힘줄과 뼈는 어린아이가 야위어 음식을 먹어도 살이 찌지 않는 경우에 효과가 있다.

이러한 닭의 효능과 인삼의 약효가 어우러져 삼계탕의 효과는 배가된다. 인삼은 '파낙스 진생'이라는 학명으로 불리는데, '파낙스'라는 말은 만병통치약이라는 뜻이다.

인삼은 과학적으로도 스트레스, 피로, 우울증, 심부전, 고혈압, 동맥경화, 빈혈, 당뇨병, 궤양 등에 유효한 작용이 있다고 입증되었다. 이러한 인삼은 더위라는 스트레스를 이기도록 도와주고, 쓴맛(苦味)은 식욕을 북돋위주는 작용이 있으며, 신진대사를 촉진시키고 피로회복을 도와주는 작용을 한다.

따라서 무더위에 체력이 소모되어 지치고 입맛을 잃을 때 삼계탕은 여름을 이겨내는 훌륭한 보신(補身) 음식이 될 수 있다. 그러나 삼계탕은 양성(陽性) 식품으로 볼 수 있어 양성 체질의 사람이나 피부에 염증이 있거나 발열성 질환이 있는 경우에는 피하는 것이 좋고, 그 속에 들어가는 대추는 끓이는 동안 불순물을 머금게 되므로 안 먹는 게 좋다.

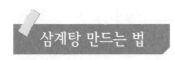

삼계탕 만드는 법

【재료】
영계 3마리, 통마늘 6개, 파 2개, 수삼 3개, 대추 12개, 찹쌀, 소금, 깨소금 약간

【만드는 방법】
① 먼저 찹쌀은 30분에서 1시간 가량 미리 불려둔다.
② 닭은 속을 깨끗이 씻어서 안에 통마늘과 대추, 인삼을 반으로 썬 것을 넣고 불려두었던 찹쌀도 넣어 이쑤시개로 구멍을 막거나 실로 닭의 다리를 교차시켜 묶어 안의 것이 밖으로 나오지 않게 한다.

③ 커다란 냄비에 속을 넣은 닭과 대파와 남은 대추와 마늘을 넣고 익힌다.

④ 1시간에서 1시간 30분쯤 후면 모두 익는다. 너무 퍼지지 않을 만큼 익었을 때 꺼내서 그릇에 담고 소금과 깨소금을 섞어 종지에 내놓고 살코기를 찍어 먹으면서 죽과 함께 즐긴다.

뽀빠이가 만들어낸 **시금치**의 힘

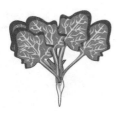
"살려줘요, 뽀빠이."

위험에 처할 때마다 애인 올리브의 외침을 듣고 나타나는 뽀빠이. 시금치 통조림 하나로 험한 세상을 헤쳐나가는 뱃사람 뽀빠이. 주걱턱에 머리카락도 몇 올 없지만 올리브에 대한 사랑은 각별했던 뽀빠이. TV로 방영되었던 만화영화 〈Popeye the Sailor〉는 40대 이후 세대의 어릴 적 동심을 사로잡았다.

재미나게도 만화 속 뽀빠이는 올리브를 구해줄 때마다 어김없이 시금치 통조림을 삼킬 듯 먹어치웠다. 그러면 불뚝불뚝 팔 근육이 솟아오르며 기운이 세져 악당들을 가볍게 물리쳤다.

"나는 힘이 세지, 시금치만 먹으면 마지막까지 힘이 샘솟지, 나

132

는 뽀빠이, 나는 뱃사람……"이라는 만화 주제가에서 알 수 있듯 당시 시금치는 힘의 표상이었고 자연스럽게 시금치는 전 세계 어린이의 입맛을 사로잡았다.

그런데 시금치를 먹으면 정말로 힘이 세질까? 대답은 전혀 아니다. 방송인 죄민수라면 "아무 이유 없어!"를 외쳐대겠지만, 시금치 속에는 단백질, 탄수화물, 지방 같은 에너지원이 거의 없기 때문에 시금치를 즐겨 먹을 경우 뽀빠이처럼 근육질의 장사가 되는 것이 아니라 올리브같이 날씬한 체형이 된다는 것이다. 순전히 1930년대 당시 침체에 빠진 미국의 시금치 산업을 살리려는 상업적인 의도에서 비롯된 일종의 해프닝이었다.

하지만 시금치가 몸에 좋은 채소라는 점에는 아무런 이견이 없다. 시금치는 예부터 겨울철 최고의 채소로 불렸다. 코카서스 지방이 원산지로 알려진 시금치는 중국을 거쳐 한국에 전래된 것으로 추측되는데, 1577년(선조 10년)에 최세진의 《훈몽자회》에 처음으로 시금치가 등장하는 점으로 보아 조선 초기부터 재배된 것으로 여겨진다.

주로 한겨울인 12월부터 4월까지 출하되는데다 계절적으로 부족하기 쉬운 비타민, 미네랄 등을 보급받을 수 있어 겨울철 건강 채소로 인기를 누려왔다.

시금치의 영양성분을 살펴보면 비타민 종류가 골고루 들어 있

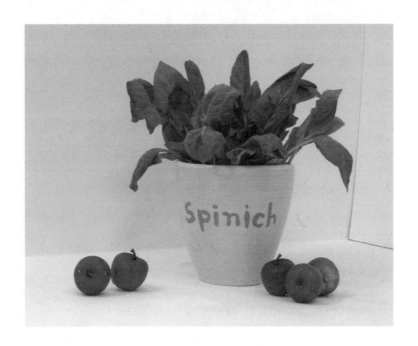

으며 비타민 A는 채소 중에서 가장 많다. 시금치에는 우리 몸에 꼭 필요한 비타민 A, 비타민 B, 비타민 C, 비타민 E 외에도 칼슘, 철분, 요오드, 칼륨, 마그네슘 등의 미네랄이 많아 성장기 어린이는 물론 임산부에게 매우 좋은 알칼리성 식품이다.

예부터 강장보혈 효과가 뛰어난 채소로 알려진 시금치는 빈혈, 변비, 위장장애, 거친 피부 등에 효과적인 식품이다. 최근 시금치는 그 잎에서 처음 분리시킨 엽산(folic acid)이라는 비타민이 다량 함유되어 있다고 해서 더욱 각광받고 있는데, 엽산은 동맥경화를 유발하는 것으로 알려진 혈액 속 호모시스테인을 감소시킬 뿐 아니라 각종 암을 예방하는 효과도 뛰어나다.

한편 엽산이 많이 함유된 식품은 시금치 외에도 순무, 근대, 무잎, 소간 등이며, 양식 요리에 들어가는 아스파라거스와 아보카도에도 많다. 시금치 같은 녹황색 채소를 매일 먹은 사람은 위암 35%, 대장암 발생이 무려 40%나 감소된 것으로 보고되어 있다. 한 가지 알아둘 점은 엽산에 비타민 B_{12}가 추가되면 효과가 더욱 증대되므로 시금치를 먹을 때는 비타민 B_{12}가 풍부한 등푸른생선, 육류의 간, 굴, 조개 등과 같이 먹는 것이 좋다는 사실이다.

미국 터프스대학의 J. 조셉 박사는 시금치가 뇌기능 저하를 막아 노화현상을 현격히 줄여준다고 발표했다. 그 이유는 우리 몸속에는 떠돌이 깡패 같은 프리 래디컬(free radical)이 이리저리 돌아다니면서 세포를 공격하여 제 기능을 하지 못하도록 해 결국 노화를 촉진시키는데, 시금치 속의 항산화 물질이 이들의 공격으로부터 신경세포를 막아주는 경찰관 역할을 한다는 것이다.

대개 좋은 시금치를 고를 때는 잎수가 많고 두꺼운 것, 뿌리는 붉은색을 띠고 선명한 것을 고르는 것이 좋다. 시금치를 보관할 때는 가능하면 세워서 보관한다. 잎채소는 위로 향하는 성질이 있어 뉘어놓으면 빨리 시들기 때문이다.

조리할 때 시금치는 살짝만 데쳐도 비타민 C가 많이 파괴되므로 아주 살짝 데친 무침요리나 생것으로 먹는 게 좋고 시금치국을 끓이더라도 너무 익혀 먹거나 다시 데워 먹는 것을 삼가는 것이 좋다.

오늘의 요리. 시금치겉절이

【재료】
시금치 200g
겉절이 양념장-고춧가루 2큰술, 간장 1큰술, 다진 파 1큰술, 다진 마늘 1큰술, 참기름 1작은술, 설탕 1작은술, 소금 · 통깨 약간

【만드는 방법】
① 시금치는 다듬은 후 깨끗이 씻어 건져 물기를 뺀다.
② 고춧가루에 간장, 참기름을 넣어 곱게 개고 파, 마늘, 설탕을 넣어 겉절이 양념장을 미리 만들어둔다.
③ 볼에 시금치를 담고 ②의 겉절이 양념장을 넣어 살살 버무려 접시에 담거나 끼얹는다.

▶ **tip** 겉절이할 양념을 미리 한데 섞어 양념장을 만들어야 만드는 시간도 줄이고 간도 맞추기 쉽다.

136

강을 거슬러 오르는 힘찬 **연어**

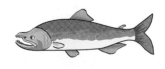

"흐르는 강물을 거꾸로 거슬러 오르는 연어들의, 도무지 알 수 없는 그들만의 신비한 이유처럼

그 언제서부터인가 걸어, 걸어, 걸어오는 이 길 앞으로

얼마나 더 많이 가야만 하는지…….."

– 강산에 노래 '거꾸로 강을 거슬러 오르는 저 힘찬 연어들처럼' 중

강물을 거슬러 오르는 연어만큼 삶은 비장하다. 그런데 연어들은 왜 힘들게 강물을 거슬러 오를까. "우리가 쉬운 길을 택하기 시작하면 우리의 새끼들도 쉬운 길로만 가려 할 것이고, 곧 거기에 익숙해지고 말 거야. 그러나 폭포를 뛰어넘는다면, 그 뛰어넘는 순간의 고통과 환희를 훗날 알을 깨고 나올 우리의 새끼들에

게 고스란히 넘겨주게 되지 않을까. 우리가 쉬운 길 대신 어려운 길을 선택해야 하는 이유는 그것뿐이야."(안도현 소설 《연어》 중)

소설 속 은빛 연어가 밝힌 그들만의 신비한 이유이다.

잘 알려진 대로 연어는 내륙의 강에서 태어나 바다에서 자란 다음 태어난 강으로 되돌아와 알을 낳고 생을 마감한다. 이러한 회귀본능은 연어의 후각을 자극하는 강물 속의 아미노산 농도 차이 때문이라는 연구 결과가 나왔다. 일본 아오모리대학 연구팀은 고향의 강물에 배어 있는 아미노산 냄새를 연어가 정확히 기억하고 있는 데서 비롯된다는 것이다.

연어는 아시아 쪽에서는 북극해로 흘러 들어가는 러시아의 레나 강, 동쪽은 캄차카 · 오호츠크 지방 · 사할린 · 쿠릴 열도, 남쪽은 연해주 · 일본 및 한국의 동해안, 북아메리카 쪽은 북극해의 캐나다령 매켄지 강 수계에서부터 알래스카, 캐나다, 미국의 캘리포니아 북태평양 수역에 이르기까지 넓게 분포한다.

몸 모양은 비교적 가늘고 약간 위아래로 납작하며, 꼬리자루 부분(꼬리지느러미가 붙는 부분)도 가늘다. 해양에서의 몸빛은 등은 암청색, 옆은 은백색이며 몸과 지느러미에 검은 반점이 없다. 꼬리지느러미에는 은백색의 방사선이 지나고 있다. 산란기에 하천으로 거슬러 올라오면 은백색이 없어지고 몸 전체가 거무스름해지며, 검정 · 노랑 · 분홍 · 보라가 섞인 불규칙한 줄무늬가 몸

옆에 나타난다.

연어는 미국 〈타임〉지가 선정한 세계 10대 식품과 미국 영양학자 스티븐 프랫이 꼽은 14가지 슈퍼푸드에 나란히 이름을 올렸다. 특기할 것은 이 중 유일한 동물성 식품이자 생선이라는 점이다. 혈관 건강을 지켜주는 불포화지방산인 오메가-3를 간단한 요리로 충분히 섭취할 수 있다는 이유에서이다.

오메가-3 지방은 고등어, 참치, 꽁치 등 등푸른생선에도 많이 들어 있지만, 맛 좋고 요리하기 쉬우며 단백질이 풍부하고 통조림으로도 쉽게 구할 수 있다는 점에서 연어가 지목되었다고 한다. 따라서 주 2회 가량 연어를 섭취하면 고혈압, 동맥경화, 심장병, 뇌졸중 등 혈관 질환을 현저히 낮출 수 있다.

연어는 비타민도 풍부하다. 연어의 살에는 칼슘의 흡수를 도와주어 중년 이후 골다공증을 예방하는 비타민 D, 감기와 눈병 예방을 돕는 비타민 A, 소화를 촉진하고 혈액순환을 원활히 하는 비타민 B군 등이 풍부하며, 연어의 알에는 회춘 비타민으로 알려진 비타민 E가 많다.

연어를 더욱 돋보이게 하는 영양 성분은 아스탁산틴(astaxanthin)이라는 붉은 색소 성분이다. 최근 몸 속의 유해 활성산소를 차단시키는 항산화 식품들이 큰 인기를 얻고 있는데, 아스탁산틴은 가장 강력한 항산화력을 지닌 성분으로 주목받고 있다.

연어의 살이 선홍색을 띠는 것은 헤마토코커스라는 미세조류에 들어 있는 아스탁산틴 때문이고, 연어의 먹잇감인 새우나 게를 익힐 때 붉은색으로 변하는 것 역시 아스탁산틴이 단백질에서 분리되어 나오기 때문이다. 쥐 실험을 통해 밝혀진 아스탁산틴의 항산화력은 항산화 성분으로 알려진 비타민 E에 비해 무려 100배나 높았다.

강물을 거슬러 올라야 하는 연어는 바다에서 충분히 체력을 비축하는데, 그 먹이의 주 성분이 아스탁산틴이다. 바닥을 드러내는 옅은 강물에서 태양 자외선에 장시간 노출되어도 몸을 지켜내고 힘든 여행을 감당할 수 있는 것은 모두 아스탁산틴의 강력한 항산화력 덕분이다.

따라서 연어를 살 때는 선홍색을 띠고 지방에 흰 힘줄이 섞여 있는 것을 골라야 한다. 맛은 산란기 직전 바다에서 잡은 것이 으뜸이다. 양식 연어나 강에서 잡은 연어의 맛과 영양이 떨어지는 것은 바로 아스탁산틴이 부족한 연유에서이다.

연어는 특유의 풍미를 살리고 보존성을 높이기 위해 대개 훈제를 한다. 벚나무, 자작나무, 졸참나무 등에 태워서 나오는 연기에 엷게 소금을 친 연어를 섭씨 20~30도 온도에서 1~3주 동안 그을려 만든다.

그러면 목재 속의 섬유소와 리그닌이 열분해를 일으켜 만들어지는 연기 성분에 흡착되어 독특한 향기를 지니고 산화, 부패가 방지된다. 이러한 훈제연어는 특히 서양인들의 입맛을 사로잡고 있다.

삶이 때로 고달프고 힘들 때, 가수 강산에의 노래 가사를 음미해보며 연어요리를 먹어보는 게 어떨지.

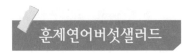

훈제연어버섯샐러드

【재료】

훈제연어 200g, 새송이버섯 150g, 팽이버섯 1/2봉지, 올리브오일 2큰술, 레몬 1/4개, 치커리 30g, 겨자잎 30g, 소금 약간
당근소스-당근 80g, 레몬즙 1작은술, 다진 파슬리 1작은술

【만드는 방법】

① 훈제연어는 얇게 슬라이스한 것으로 준비해서 얇게 썬 레몬을 넣어 돌돌 만다.

② 새송이버섯은 얇게 썰고 팽이버섯은 밑동을 자르고 흐르는 물에 헹궈 물기를 턴다. 팬에 새송이버섯을 노릇하게 굽고 팽이버섯은 소금을 약간 뿌려 볶는다.

③ 치커리와 겨자잎은 깨끗하게 씻어 손으로 뜯어놓는다.

④ 당근을 믹서에 갈아 레몬즙, 다진 파슬리와 골고루 섞어서 소스를 만

든다.

⑤ 접시에 준비한 치커리와 겨자잎을 담고 구운 새송이버섯, 팽이버섯을 올린 후에 돌돌 말아준 훈제연어를 모양 내어 담고 당근소스를 듬뿍 뿌려 상에 낸다.

종합 비타민, **오렌지**

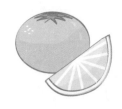

"마음만 낸다면 나도 / 오렌지의 포들한 껍질을 벗길 수 있다.

마음만 낸다면 나도 / 오렌지의 참잘한 속살을 깔 수 있다."

쉽게 다가갈 수 없는 사물의 본질을 오렌지에 비유한 신동엽의 싯구 일부이다. 오렌지의 껍질과 속살을 대비시켜 진정한 인간본성에 대한 성찰을 노래한 시인의 의도가 돋보이지만, '부드럽고 도톰하다' 란 뜻의 '포들한' 과 '차갑고 달착지근하다' 는 뜻의 '참잘한' 두 형용사가 오렌지의 속성을 잘 드러내고 있다.

오렌지는 인도가 원산지이며 히말라야를 거쳐 중국으로 전해졌고, 15세기경 포르투갈로 들어가 발렌시아 오렌지로 자리 잡았다. 이후 브라질을 비롯한 아메리카 대륙으로 퍼져나가 네이블 오렌지로 개종되었다.

오늘날 오렌지는 감귤류(citrus) 생산량의 70%를 차지하며, 브라질이 최고의 생산량을 자랑한다. 하지만 누가 뭐래도 오렌지의 대명사는 미국 캘리포니아산 선키스트(SUNKIST)이다. 선키스트는 1893년 결성된 오렌지 농가 협동조합의 이름인데, 따뜻한 기온과 풍부한 일조량, 물 빠짐이 좋은 토양 등 천혜의 특징을 잘 살려 세계적인 브랜드로 자리 잡았다. 그러다 보니 캘리포니아인들은 IT의 메카 실리콘 밸리 못지않게 시트러스 밸리(Citrus Valley)를 자랑스러워한다.

몇 년 전 그곳의 산호세(San Jose)라는 도시에서 즉석 주스 매장인 잠바주스(Jamba Juice)에 들른 적이 있다. 어른들이 스타벅스를 즐기는 이상으로 이곳의 젊은이들은 잠바주스에 흠뻑 빠져 있다고 했다. 싱싱한 과일 2~3가지를 직접 골라 즉석에서 갈아 마신 캘리포니아산 오렌지주스의 알알한 맛을 잊을 수가 없다.

오렌지의 종류는 크게 발렌시아(valencia), 블러드(blood), 네이블(navel)로 나뉜다. 발렌시아 오렌지는 세계에서 가장 많이 재배하는 품종으로 과즙이 풍부하고 씨가 있어 주스용으로 쓰이고, 이탈리아와 스페인 등지에서 재배하며 과육이 붉고 당도가 높은 블러드 오렌지는 드레싱이나 소스를 만들 때 요긴하게 쓰인다.

반면 꼭지 부분이 배꼽을 닮았다 하여 이름 붙여진 네이블 오렌지는 씨가 없고 껍질이 얇아서 과육을 통째로 쓸 때 주로 쓰인다.

기왕에 시트러스 종류를 몇 가지 더 소개하면, 신맛이 강하여 소스나 레모네이드로 많이 애용되는 레몬(lemon), 맛이 쓰지만 칼륨이 많아 고혈압 환자에 좋은 자몽(grapefruit), 모양이 자몽을 닮고 껍질이 두꺼운 포멜로(pomelo) 등이 있다.

성분으로는 당분이 7~11%, 산이 0.7~1.2% 들어 있어 상큼한 맛이 난다. 과육 100g 중 비타민 C가 40~60mg이나 들어 있어 하루 한 개면 성인 하루 권장량을 거의 채울 수 있고, 플라보노이드와 섬유질, 비타민 B군도 풍부하여 감기 예방과 피로회복, 피부미용 등에 좋다.

이외에도 카로틴, 펙틴, 칼슘, 엽산 등이 함유되어 있다. 배고플 때 오렌지 한 개를 먹으면 오렌지 속의 펙틴이 포만감을 주어 배고픔을 달랠 수 있고, 콜레스테롤 수치도 낮출 수 있다.

오렌지 속의 플라보노이드 중 헤스페리딘(hesperidin) 성분은 한 동물실험에서 콜레스테롤과 고혈압을 낮춤은 물론 강력한 항염증 효과를 나타냈다. 영국 맨체스터대학의 실먼 박사도 오렌지 속에 들어 있는 카르티노이드 성분의 일종인 베타-크립토크산틴(β-cryptoxanthin)과 제아크산틴(zeaxanthin)이 항산화 작용을 발휘해 염증 발생을 억제하고 골조직에서 칼슘이 녹아 나가는 것을 억제해 매일 오렌지주스를 한 잔씩만 마셔도 관절염을 예방하는 데 큰 도움이 된다고 밝혔다.

이렇게 좋은 오렌지도 태평양을 건너면서 덧칠이 된다. 매장에 진열된 수입 오렌지는 하나같이 때깔이 고운데, 이는 처리과정에서 곰팡이가 피지 않는 물질을 분무하고 수분이 달아나지 않도록 왁스를 입히기 때문이다.

따라서 수입 오렌지를 사다 먹을 땐 반드시 찬물에 담가둔 뒤 깨끗하게 닦아 먹도록 한다. 가격이 다소 비싸지만 청견, 한라봉, 진지향 등 귤과 오렌지를 교배시킨 국산 오렌지를 먹는 편이 더 낫다.

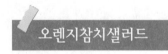
오렌지참치샐러드

【재료】
오렌지 2개, 냉동참치 150g, 소금·후춧가루 약간씩, 샐러드용 채소 적당량

【만드는 방법】
① 오렌지를 껍질째 깨끗하게 씻어 껍질을 모두 벗긴 후 과육만 반달 모양으로 저며낸다. 오렌지 반 개 분량의 껍질은 곱게 채썬다.
② 참치는 반 정도 해동한 후 한 입 크기로 네모지게 썰어 끓는 물에 소

금을 약간 넣은 후 완전히 익도록 데친다.

③ 준비한 오렌지와 채썬 오렌지 껍질, 참치를 그릇에 담고 소금과 후춧가루를 뿌려 고루 섞는다.

④ 샐러드용 채소를 씻어 물기를 턴 후 먹기 좋은 크기로 잘라 ③에 넣어 고루 섞는다.

식용유의 으뜸, 올리브유

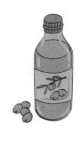

"비둘기가 저녁때가 되어 돌아왔는데, 부리에 금방 딴 올리브잎을 물고 있었다. 그제야 노아의 물이 줄었다는 것을 알았다."

구약성서 창세기 8장 11절의 구절이다. 여기에서 올리브잎이 평화와 안전을 상징하게 되었다고 전해진다.

감람나무로도 불리는 올리브나무는 터키가 원산지이며 BC 3000년경부터 재배되기 시작하여 지중해 연안에 널리 전파되었다고 한다. 이 나무의 열매가 올리브인데, 설익은 상태에서는 연두색이었다가 익으면 녹색이나 까만색을 띠고 기름기가 풍부해진다.

나무에서 바로 딴 올리브는 매우 쓰기 때문에 주로 소금이나 오일에 절여 먹는데, 식품매장에 가면 절여서 병에 담아놓은 것을 볼 수 있다. 주변에서 가장 쉽게 볼 수 있기로는 피자를 시켜 보면 거기에 얹혀 나오는 손톱만한 까만 열매를 볼 수 있다.

올리브유는 바로 이 열매를 짜낸 기름이다. 우리가 섭취하는 지질에는 포화지방산, 단일 불포화지방산, 다가 불포화지방산이 들어 있는데, 단일 불포화지방산이 우리 몸의 혈중 콜레스테롤 수치를 낮추는 역할을 한다. 올리브유는 식물성 기름 중 단일 불포화지방산을 가장 많이 함유하고 있어서 식용유 중에서는 건강에 가장 좋다고 알려져 있다.

식용유에서 제일 큰 문제는 산패이다. 산패된 식용유는 맹독성으로서 건강을 크게 위협한다. 열은 식용유의 산패에 큰 영향을 미치므로 건강 전문가들은 하나같이 제조과정에서 열을 가하지 않는 식용유를 선택하고, 튀김이나 부침을 멀리하라고 강조한다.

콩기름, 옥수수기름에 비해 올리브유가 뛰어나다는 얘기는 무엇보다도 식용유를 추출하는 제조과정의 차이 때문에 비롯된 얘기이다. 일반적으로 식용유를 제조할 때는 생산성을 높이기 위해 재료를 고열로 가열한 후, 인치당 10~20톤의 압력을 가한다. 이렇게 고온 가압하여 짜낸 기름은 유기용매를 사용하여 추출한 뒤, 상품성을 높이기 위해 불순물처럼 보이는 각종 영양성분마저 제거해버린다. 이 과정에서 원재료 속의 천연 항산화제인 토코페롤, 셀레늄 등도 함께 제거되어버리므로 유통 중 산화를 막기 위해 합성 항산화제인 BHA, BHT를 첨가한다. 그러나 이들은 열에 매우 약해 한 번 열을 가하면 쉽게 파괴되므로 더 이상 제 기능을 발휘하지 못한다.

더욱이 튀김이나 부침요리로 산화된 식용유는 체내에서 유해 활성산소를 발생시킨다. 세포막, 적혈구, DNA, RNA를 공격하여 조직 혈관 피부의 변이를 일으키는 활성산소는 암, 백혈병, 심장병, 동맥경화, 고혈압, 류머티즘, 아토피성 피부염 등 각종 질환의 유력한 원인으로 지목되고 있다.

한편 일반 식용유는 포화지방산과 복합 불포화지방산을 많이 함유하고 있는 반면, 올리브유는 불포화지방산인 올레인산을 56~83% 함유하고 있어 나쁜 콜레스테롤인 LDL을 낮추고 좋은 콜레스테롤인 HDL은 증가시킨다.

또한 필수지방산의 일종인 리놀렌산과 산화방지 작용을 하는 토코페롤, 스쿠알렌, 폴리페놀 등이 풍부하여 피부미용과 노화방지에도 큰 도움이 된다.

일반 식용유에 비해 올리브유가 좋은 점을 정리해보면 다음과 같다.

- 올리브유에는 콜레스테롤이 전혀 없다.
- 단순 불포화지방산과 항산화 물질을 다량 함유하고 있어 성인병 예방과 피부미용에 효과가 있다.
- 씨앗에서 채취해 화학처리 과정을 밟는 일반 식용유와 달리, 대부분 압착식으로 생산한다.
- 올리브유의 지질 성분은 모유 성분과 유사해서 100% 체내 흡수되므로 날것으로 먹어도 무방하다.
- 가열하면 산패가 발생하는 온도가 일반 식용유의 경우 섭씨 160~180도이나 올리브유는 220~230도이므로 여러 번 사용할 수 있어 경제적이다.

올리브유는 품질등급과 산도에 따라 선택기준이 결정된다. 품질은 보통 라벨의 가장 위쪽에 표시되어 있고, 설명서에 쓰인 산도를 보면 고급인지 저급인지 가려낼 수 있다.

올리브유를 처음 먹는 사람은 매콤한 맛과 향에 거부감을 느낄 수도 있다. 이때는 저렴한 퓨어 올리브유(pure olive oil)를 선택

등급 구분	산도	특징	용도
Extra Virgin	1% 미만	최초 압착, 최상품	샐러드 드레싱, 나물무침
Fine Virgin	1.5% 미만	향미 우수, 상품	샐러드 드레싱, 튀김
Virgin	3% 미만	좋은 맛과 향 유지	튀김, 볶음
Refined	3.3% 초과	고온, 화학처리, 무향무미	공업용, 퓨어 올리브유에 첨가

하는 게 좋다. 이는 보통 버진오일과 정제오일을 20:80의 비율로 혼합한 것으로 향이 약하고 맛이 부드러우며 값도 저렴한 편이라 주로 튀김, 구이 등 일반 식용유의 대체용으로 이용된다. 그러나 샐러드, 무침 등 날로 먹을 땐 반드시 버진급 이상을 택하는 것이 좋다.

보관은 열이나 빛, 공기에 노출되지 않는 곳이면 어디든 무방하다. 냉장고에 넣어두면 진득해지다가 굳는데, 품질에는 전혀 이상이 없으며 실온에 두면 맑은 액체 상태로 되돌아온다. 한 가지 유의할 점은 절대 플라스틱통에 보관하지 말라는 것이다. 플라스틱이 오일에 흡수될 우려가 있기 때문이다.

자, 이제 올리브유를 곁들인 간편한 요리법을 하나 소개한다.

 올리브유 통밀빵샌드위치

【재료】
통밀식빵 슬라이스 4장, 토마토 1/3개, 상추 3장, 양파 1/3개, 오이 1/4개, 새싹채소 3줌, 치즈 2장, 슬라이스햄 6장, 올리브유·후추·소금 약간

【만드는 방법】
① 통밀빵은 팬에 앞뒤로 살짝 구워 풍미를 높인다.

② 토마토와 오이는 얇게 저미고, 토마토 씨는 없앤 뒤 물기를 제거한다.

③ 양파는 얇게 썰어 물에 20분 정도 담가 매운맛을 제거한 후 체에 받쳐 물기를 뺀다.

④ 새싹채소와 상추는 깨끗이 씻어 체에 받쳐 물기를 뺀다.

⑤ 구운 빵 한쪽에 치즈를 얹고 햄, 토마토, 오이, 양파, 새싹채소를 차례로 얹는다.

⑥ 새싹채소 위로 후추, 소금을 조금 뿌린 뒤 올리브유를 한 바퀴 두르고 상추를 덮은 후 나머지 빵 한 조각을 덮으면 완성.

▶ **tip** 새싹채소는 알팔파를 쓰면 올리브유와 가장 잘 어울린다.

강렬한 유혹, **와인**

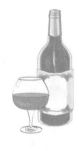

"와인 한잔 하실래요?"

누군가 이런 말을 걸어온다면 그건 대개 당신에게 호감을 갖는다는 뜻이다. 상대가 특별히 이성이라면 당신을 유혹하는 신호탄일 수도 있다. 오늘밤에도 와인의 달콤쌉쌀한 향미(香味)가 사교장을 은밀히 달구고 있을 것이다.

와인의 역사 또한 대단히 유구하다. 기원전 6000년경에 포도를 압착하던 유물이 발견된 것으로 보아, 그 이전 원시인 시대 때부터 포도주를 즐긴 것으로 추정된다.

기원전 2500년경에는 이집트에서 포도재배가 이루어졌으며, 이후 인근 중동지역을 중심으로 활발한 와인 교류가 있었고, 와

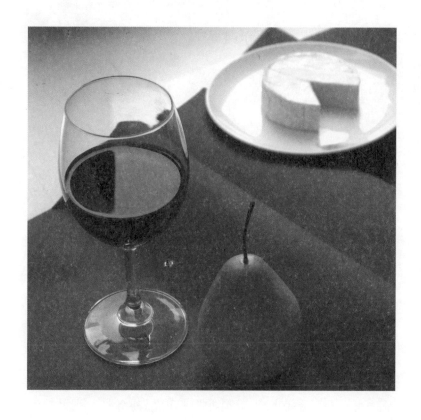

인에 물을 섞는 것을 금한다는 함무라비 법전의 기록이 남아 있
을 정도로 와인산업은 번성했다.

그리스 로마 신화에 등장하는 와인의 신, 디오니소스와 바쿠스
에서 보듯 와인은 고대 문화에 큰 영향을 끼쳤으며, 많은 철학자
와 시인, 음악가들의 칭송을 들으며 문명의 꽃을 피웠다.

기초 화장수로 와인을 사용하였다는 클레오파트라의 설화와
질병 예방과 건강 유지를 위해 와인을 마시도록 권장한 히포크라

테스의 예를 보아도 와인은 단순한 술 이상의 의미를 지녔던 것 같다.

와인은 포도를 빚어 만든 술이지만, 일반적으로 색깔에 따라 레드 와인(red wine), 화이트 와인(white wine), 로제 와인(rose wine)으로 나뉜다.

✴레드 와인 : 포도 껍질에 있는 붉은 색소를 추출하는 과정에서 씨와 껍질을 그대로 넣어 발효시킨 것으로 떫은맛을 낸다. 붉은 계통의 다양한 색깔을 띠며 육류나 양념이 밴 음식과 잘 어울린다. 레드 와인의 적정 온도는 섭씨 12~18도가 적당하다.

✴화이트 와인 : 레드 와인과 달리 씨와 껍질을 없앤 후 발효시키므로 맑은 황금색을 띠고 순하고 상큼한 맛을 낸다. 와인을 처음 접하는 사람들에게 좋고, 생선이나 과일, 채소 등 담백한 요리와 잘 어울린다. 적정 온도는 섭씨 8도 내외.

✴로제 와인 : 레드 와인처럼 포도 껍질을 넣고 발효시키다가 어느 정도 색이 우러나오면 껍질을 제거하여 만든 것으로, 장밋빛 분홍색을 띠며 맛이 담백하고 달콤하다. 생선과 고기요리를 함께 먹을 때 잘 어울린다.

와인은 단맛의 유무에 따라 발효하면 천연 포도당이 완전 발효되어 단맛이 거의 나지 않는 드라이 와인(dry wine), 이와 반대로 천연 포도당이 남아 단맛이 강한 스위트 와인(sweet wine), 중간격인 미디엄 드라이 와인(medium dry wine)으로 나뉘기도 하고, 제조과정에 따라 발포성 와인인 스파클링 와인(sparkling wine), 무탄산가스 와인인 스틸 와인(still wine)으로도 나뉜다.

"와인은 건강에 가장 유익한 음료이다." 발효과학의 아버지로 불리는 파스퇴르의 이 말처럼 와인은 가장 대표적인 건강주류이다.

심장병 및 혈관 질환을 예방한다

와인에는 혈전 생성을 억제하여 심장병과 동맥경화증을 막아주는 플라보노이드가 다량 함유되어 있어 심장병 예방 효과가 뛰어나다.

항암, 치매를 예방한다

우리 몸은 신진대사 과정에서 암을 유발하고 뇌세포를 파괴해 치매를 일으키는 유해 활성산소의 영향을 받는다. 레드 와인에는 케르세틴과 갈산 같은 산화억제 물질이 들어 있어 항암, 치매 예방 효과를 나타낸다.

복통, 설사를 예방한다

타닌과 알코올 등의 성분이 살균작용을 하기 때문에 익히지 않은 요리에 와인을 곁들이면 식중독을 예방할 수 있고, 여행 중 생기는 물갈이 증상이나 콜레라 등 전염성도 예방할 수 있다.

소화, 식욕을 증진한다

와인의 알코올 농도는 8~12% 정도라서 위장에 부담을 덜 줄 뿐 아니라 적당히 위벽을 자극해 위산과 소화액의 분비를 도와준다. 또한 고유의 향취가 뇌의 식욕중추를 자극하므로 입맛을 돋운다.

와인을 마실 때는 격식을 차려야 한다는 부담을 갖는 사람이 많다. 그러나 약간의 기본 소양만 익히면 누구나 친근하게 와인을 즐길 수 있다.

우선 와인은 볼이 넓고 깊은 와인 글라스에 절반 정도만 채워 마신다. 이는 적당한 양의 공기를 쐬어 와인 향을 최대한 음미하기 위해서이다. 마실 때는 와인 향이 잔 가득 번지도록 가볍게 흔들어 코로 향기를 맡은 후, 와인을 한 모금 입에 넣고 혀끝으로 목젖까지 굴리면서 그 촉감을 음미한다.

또한 와인은 제각각 독특한 풍미를 가지고 있으므로 그것을 잘 살려주는 온도에서 마시는 것이 좋다. 화이트 와인은 조금 찬 섭씨 8~12도가 좋지만 레드 와인은 차게 하면 타닌 성분의 쓴맛이 강해지므로 실내온도, 즉 섭씨 15~17도 정도가 적당하다.

끝으로 와인과 잘 어울리는 한국 음식 세 가지를 소개한다.

✽삼겹살과 낮은 도수 & 타닌 레드 와인 : 숯불에 구워 먹는 삼겹살은 레드 와인과 잘 어울린다. 도수와 타닌이 낮은 와인을 추천하는 이유는 삼겹살과 함께 먹는 채소와 쌈장, 고추장 등 양념의 자극을 줄여주기 때문이다.

✽낙지볶음과 스파클링 와인 : 낙지볶음의 매운맛에 달콤하고 산도가 높은 스파클링 와인을 곁들이면, 매운맛을 줄여주고 강하게 남는 여운을 가시게 한다.

✽생선구이와 화이트 와인 : 기본적으로 모든 구이요리에는 오크 숙성시킨 와인이 좋다. 특히 생선의 비린 맛을 없애 상큼한 맛을 느끼려면 강한 산도의 화이트 와인이 제격이다.

세계인의 발효유, 요구르트

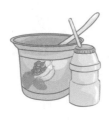 우유나 양젖을 발효시켜 만드는 요구르트
의 역사는 BC 3000년경 이전으로 거슬러 올
라가지만, 지역적으로는 발칸 지방, 중동, 동
부 지중해 연안지역에서 주로 음용되었다.

그러다가 1905년 구소련의 메치니코프 박사가 불가리아에 장
수자가 많은 사실과 요구르트 음용의 관습을 결부시켜, 젖산균이
장내 유해 세균의 발육을 억제하기 때문이라는 설을 제창한 뒤
유럽을 중심으로 요구르트의 소비가 급격히 증가하였다.

많은 사람들이 요구르트 하면 불가리아를 떠올린다. 그러나 불
가리아의 국민적인 음식인 요구르트의 어원은 터키어 'Yoghurt'
에서 유래한다. 옛 투르크 왕국이 불가리아를 지배했을 때 전수

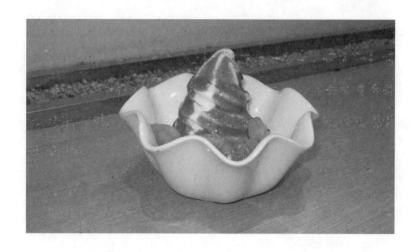

된 터키의 음식문화인 셈이다.

터키 사람들은 거의 매 끼니마다 요구르트를 먹는다. 예부터 갓 짜낸 양젖에다 유산균을 넣은 후 담요로 푹 덮어 반나절 이상 발효시켜 만든 발효유는 장기간 보관이 가능하여 이동하며 살았던 그들에게 더없이 편리하고 영양가 높은 주식거리였다.

지금도 즐겨 마시는 국민음료 아이란 역시 요구르트 원액에다 물이나 탄산수를 섞어 희석시킨 후 소금으로 간을 하여 마시는데, 더운 여름에 갈증 해소와 숙면에 큰 도움을 준다고 한다.

불가리아 사람들이 장수하는 비결이 요구르트 덕택이라고 말한 메치니코프 박사의 주장을 뒷받침하는 연구가 거듭되었다. 미국의 하우저는 요구르트의 젖산균이 장내에서 각종 비타민을 생성하고, 칼슘을 용해하여 흡수를 돕고, 탈지우유로 만든 것은 동물성 지방이 없어 비만해지지도 않을 뿐 아니라 장내에 가스를 발생시키지도 않는다고 주장하여 전 세계적으로 요구르트 선풍을 일으키는 데 공헌했다.

요구르트는 크게 액상(液狀) 요구르트와 호상(湖狀) 요구르트로 나뉜다. 액상 즉 마시는 요구르트에는 1ml에 1만 마리 이하의 유산균이 있는 데 반해, 호상 즉 떠먹는 요구르트에는 14~18억 마리 정도의 유산균이 함유되어 있다. 과거 일본에서 떠먹는 요구르트의 신맛 때문에 구매력이 떨어지자, 유산균 3,000마리 정도에다 설탕을 넣어 맛을 낸 마시는 요구르트를 선보인 게 계기가 되었다.

문제는 요구르트의 유산균은 위와 장을 지나면서 강력한 위산에 의해 대부분 죽는다는 사실이다. 따라서 유산균이 많은 요구르트일수록 좋으며 먹는 방법에 따라서도 큰 차이가 난다. 예컨대 식후에 즉시 먹거나 공복 시에는 물을 한 잔 마신 뒤 먹는 것이 요령이다. 이는 위 속의 위산을 가장 적게 만들어 유산균의 사멸을 최소로 줄일 수 있다는 간단한 원리에서이다.

결론적으로 말해 떠먹는 요구르트가 몸에 더 좋은데, 그 장점을 열거해보면 다음과 같다.

• 우유 단백질이 유산균에 의한 발효과정을 거쳐 어느 정도 분

해되어 있으므로 단백질의 소화 흡수가 좋다.

- 요구르트의 유당 성분은 장내 유산균의 성장을 촉진하므로 장내 정장작용을 한다.
- 칼슘이 풍부하여 성장기나 갱년기 등 이를 필요로 하는 시기에 골격을 제대로 갖추도록 도와준다.
- 발효과정에서 일부 비타민을 합성하는 능력이 있어 비타민 B군, 엽산, 니아신, 판토테닉산 등의 흡수가 용이해진다.
- 타액, 담즙, 위액과 췌장액의 분비를 증진시켜 총체적으로 소화기관을 튼튼히 만든다.
- 우유보다 쉽게 체내 흡수되며 위장병 회복기에 도움을 주고 혈액 속의 콜레스테롤 수치를 저하시킨다.
- 일반 우유 단백질에 대한 알레르기 반응을 감소시키고 지방의 소화 흡수를 돕는다.

한편 일본 쓰루미 대학의 연구진은 설탕이 들어 있지 않은 전통적인 플레인 요구르트가 입 냄새를 유발하는 악취 성분들을 감소시키는 효과를 가졌다고 발표했다.

요구르트 섭취 후 입 냄새를 풍겼던 사람 중 80%에서 썩은 달걀 냄새 같은 악취를 유발하는 성분인 황화수소의 양이 무려 80%나 줄어든 것으로 측정됐으며, 입 냄새가 났던 사람들은 요구르트 섭취 후 치석과 치은염이 크게 감소했다는 것이다. 평소 구취가 심한 사람은 매일 플레인 요구르트를 가까이 하고 볼 일이다.

그럼 떠먹는 요구르트를 만드는 간단한 방법을 알아보자.

1. 시중에서 판매하는 우유 1리터를 준비하여 섭씨 85도에서 30분간 살균한 후 섭씨 40도로 냉각시켜놓는다.
2. 발효에 이용할 용기를 깨끗하게 씻어 끓는 물에 소독하여 냉각시킨다. 이때 시중에서 판매하는 요구르트 제조기를 사용하면 더욱 편리하다.
3. 살균 냉각시킨 우유에다 시중에서 판매하는 떠먹는 요구르트 50ml를 나무젓가락으로 잘 섞는다.
4. 소독 처리된 용기에 시럽이나 꿀을 100ml 넣고 3을 천천히 붓고 밀봉한다.
5. 섭씨 38~40도를 유지하면서 8~10시간 동안 발효시킨다.
6. 발효가 끝나면 냉장실에 넣고 하룻밤 동안 보관한 후 꺼내 먹는다.

냉장 보관된 요구르트는 5일 정도는 거뜬하다. 또한 요구르트를 더 맛있게 먹으려면 각종 신선한 과일, 즉 딸기, 바나나, 복숭아, 사과, 포도 등을 잘게 썰거나 즙을 내어 배합하면 최고의 요구르트가 된다.

　나도 집에서 요구르트를 자주 만들어 먹는데, 아이들이 아빠는 요리사라고 치켜줄 때마다 기분이 좋아진다. 너무도 쉽고 간단하므로 대한민국 아빠들이여, 아빠표 요구르트로 아이들에게 사랑과 건강을 나누어주지 않으시렵니까.

가을의 전설, 전어(錢魚)

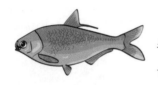 가을철 할아버지, 할머니 산소에 벌초를 다녀오는 길은 마냥 즐겁다. 우리 형제들이 아버님을 모시고 찾는 곳이 따로 있기 때문이다. 낙동강 끝자락과 진해만이 마주치는 용원 일대의 횟집촌. 어항 가득 전어들이 은빛을 번뜩인다. 고소한 맛의 새꼬시와 잘 익은 구이를 번갈아 입에 물면, 우리는 여기서 가을의 전설을 만난다.

'봄 도다리, 가을 전어' 라는 속담이 말해주듯, 가을 전어는 '바다의 깨소금' 으로 불릴 만큼 맛이 담백하고 고소하며 9월에서 11월 사이가 한창 제철이다.

씹을수록 뒷맛이 고소하고 은은한 전어는 성질이 급해 양식이

안 되고, 횟집 수족관에서도 하루 이상 버티지 못한다. 그러다 보니 이때가 되면 100% 자연산인 싱싱한 전어회를 맛보려는 식도락가들의 발길이 끊이지 않는다.

가을 전어의 맛은 바로 지방 함량에 달려 있고 산란기와 밀접한 관련이 있다. 대부분의 생선은 계절에 따라 지방 함량이 변하는데, 지방 함량이 가장 높아지는 계절에 향미 성분도 증가하기 때문에 가을 전어가 맛도 가장 좋고 영양도 풍부하다.

전어는 주로 4~6월이 산란기로 이때는 지방 함량이 낮아져 맛이 떨어진다. 그러나 다음 산란을 준비하기 위해 여름 내내 먹이를 많이 먹고 살이 통통하게 오른 가을에는 지방 함량이 크게 증가해 육질이 부드러우며 그 맛 또한 절정에 이른다. 실제로 가을 전어는 다른 계절에 비해 지방 함량이 3배 정도 높아져 봄에는 2.4%이던 것이 6% 정도까지 올라간다.

또 가을에는 뼈가 연해져 뼈째 썰어 먹거나 물회를 만들어 먹기도 해 다양한 맛을 즐길 수 있다. 전어는 청어목에 속하는 등푸른생선으로 100g당 열량이 126kcal이며 단백질 24.4%, 지방 2.4%로 육류 단백질과 대체할 만큼 고단백 식품이다.

아미노산 중에서는 감칠맛 성분인 글루탐산이 3,465mg으로 가장 많이 함유되어 있고, 라이신 · 루신 · 발린 등의 필수 아미노산과 핵산 함량이 높다. 글루탐산은 뇌에 가장 많은 아미노산으로서 두뇌 발달에 좋은 영양분을 공급하고, 핵산은 간기능을 향상시키며 아미노산과 함께 비타민·무기질이 풍부해 체력 증진 및 피부미용에 효과가 있다.

머리를 많이 쓰는 수험생 및 여성에게 특히 좋으며 병후 회복기에도 효험이 있다. 간기능을 향상시켜 숙취 제거에도 좋을 뿐만 아니라 반찬이나 술안주로도 손색이 없다.

또한 전어는 등푸른생선에 많은 불포화지방산, 다시 말해 몸에 좋은 기능성 성분인 DHA, EPA 등 오메가3 지방산이 풍부해 콜레스테롤을 낮추고 고혈압·심장질환·당뇨병·암 등의 성인병 예방에 효과가 있다. DHA는 태아와 어린이의 두뇌 발달과 성인들의 기억력 감퇴 예방을 도와 노인들의 치매 예방 효과도 있다.

전어는 주로 회덮밥, 회무침, 구이를 하여 상에 올린다. 전어회는 내장과 머리 쪽을 제거하고 뼈를 발라낸 뒤 가늘게 썰어 회로 올리거나, 그렇게 썰어낸 전어에다 온갖 채소와 초고추장을 버무려 회덮밥으로 내놓는다. 때로는 뼈째 두툼하게 썰어낸 전어에다 된장과 마늘을 곁들여 상추에 싸먹는 전어새꼬시를 찾는 이들도 많다.

더불어 충남 서천지방에서는 전어의 내장으로 따로 젓을 담가 단골손님 상에 올리기도 하는데, 이것이 바로 젓갈 중 으뜸으로 알려진 '전어젓' 이다. 전어젓은 숙취를 제거하고 피부미용에도 효과가 있는 것으로 알려져 남녀노소를 불문하고 싫어하는 이가 드물다.

역사서를 살펴보면 《세종실록지리지》에서는 충청도, 경상도, 함경도를 전어가 많이 나는 곳으로 소개했다. 또한 맛이 좋아서 사먹는 사람이 돈을 생각하지 않기 때문에 '전어(錢魚)'라 불렸으며, 서유구의 《임원경제지》에서는 '가을 전어 대가리에 참깨가 서 말'이라 하여 가을에 잡히는 전어의 맛이 일품이었음을 증명하고 있다.

예부터 전해오는 구전을 빌리자면, "집 나간 며느리도 전어 굽는 냄새를 맡으면 집으로 돌아온다"고 할 정도로 냄새만으로도 잃었던 입맛을 되살려준다 하니, 어찌 가을 전어 맛을 보지 않은 채 가을을 날 수 있을까.

가을이 오면 꼭 전어횟집에 들러보자.

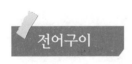
전어구이

【재료】
전어 3마리, 레몬 1/4쪽, 꽃소금 1/2작은술

【만드는 방법】

① 전어는 비늘을 칼등으로 긁어내고 꼬리와 날개의 지느러미는 가위로 자른다.

② 전어를 찬물에 씻어 등에 칼집을 낸 후 소금을 뿌린다.

③ 머리와 꼬리 부분이 타지 않도록 호일로 감싸고 180도로 예열한 오븐에서 약 10분간 익힌다.

④ 전어가 다 익으면 접시에 담고 레몬즙을 뿌린다.

▶ **tip** 전어는 구워 먹을 경우 지방이 흘러내려 맛과 영양이 더욱 좋아진다. 충분히 익힌 뒤 머리와 꼬리 모두 다 먹도록 한다.

화이트 미트의 대표주자,
칠면조 가슴살

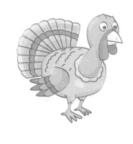

"규칙적인 식사를 한다는 것 말고는 멋 부리는 것이 전부다. 깃털은 모두 풀을 먹인 듯 빳빳하고, 뾰족한 날개 끝으로 자신이 지나가는 길을 그려놓으려는 듯 땅바닥에 선을 긋는다. 그 길만 걸으며 결코 한눈을 팔지 않는다."

《박물지》(J. 르나르 저)에 묘사된 칠면조에 관한 글이다. 만약 이 문장만으로 퀴즈를 냈다면, 퀴즈의 달인도 당황할 정도로 우리에겐 낯선 가금류인 칠면조는 북아메리카와 멕시코가 원산지이다. 하지만 우리가 닭을 치듯, 칠면조는 오래전부터 북아메리카 원주민들에 의해 사육되어왔다.

머리와 목에 털이 없고 살이 늘어졌는데, 그 색채가 푸른색, 붉은색, 청백색 등 여러 가지로 변한다고 해서 '칠면조(七面鳥)'라는 이름이 생겨났다. 발정기 때의 수컷은 부채 모양으로 날개를 펴서 암컷을 유혹하는데, 이런 습성 때문에 서양에서는 바람둥이나 변덕쟁이를 칠면조에 비유하기도 한다.

칠면조를 영어로 'turkey'라고 부르는데, 나라 이름 '터키'와는 별로 상관이 없다. 옛날 아프리카 서부 연안 기니(Guinea)에 서식하는 꿩(guinea foul)의 고기와 알이 아주 맛있어서 유럽 사람들이 북아프리카와 인접한 터키를 통해 이 낯선 새를 들여와 기르면서 이름을 터키닭(암컷 turkey-hen, 수컷 turkey-cock)으로 불렀다고 한다.

그 후 1492년 콜럼버스가 아메리카 대륙을 발견하면서 칠면조를 유럽에 처음 소개했는데, 터키닭과 너무도 생김새가 흡사하여 'turkey'로 잘못 부르게 되었다는 것이다. 중국 고사를 빌리면 귤이 변해서 탱자가 된 꼴이다.

오늘날 미국인들은 칠면조 하면 축제일을 떠올린다. 매년 11월 넷째 목요일인 추수감사절(Thanksgiving Day)에는 어김없이 칠면조 고기를 즐기기 때문이다.

1620년 메이플라워호를 타고 온 영국 청교도 일행이 이듬해 가을 풍성한 첫 수확을 거둔 데 대한 감사의 뜻으로 인근 인디언들

172

을 초청하여 축제를 열었는데, 이때 야생의 칠면조를 불에 구워 먹은 것이 시초였다고 한다.

1863년 링컨 대통령은 이날을 미국의 국경일로 공식 선포함으로써 별다른 전통이 없던 미국 사회에 가장 영향력 있는 연례행사로 뿌리 내리게 되었고, 칠면조구이도 덩달아 명성을 얻게 된 것이다.

미국인들은 미국 인구와 맞먹을 정도로 칠면조를 많이 기른다. 1년 동안 먹어치우는 칠면조 고기량(1인당 8.16kg)도 엄청나서 우리나라 국민들의 연간 닭고기 소비량(1인당 7.9kg)을 능가하고 있다.

칠면조는 미국의 스티븐 프랫 박사가 선정한 슈퍼푸드 14가지 중 유일한 가금류 식품이다. 그의 말에 의하면 칠면조는 대표적인 고단백 저지방 식품이다. 고단백 외에도 셀레늄, 니아신, 비타민 B_6, B_{12}, 아연 등 비타민 및 미네랄의 훌륭한 공급원이 되고 있어 심장에 좋고 암에 걸릴 위험을 낮춰준다는 것이다. 그 중에서도 가장 각광받는 부위는 단연 가슴살이다. 몇 해 전 인기 연예인 S씨가 칠면조 가슴살로 다이어트를 해서 꽃미남이 되었다는 언론 보도 이후 칠면조 가슴살을 찾는 여성들이 폭발적으로 늘었다고 한다.

칠면조의 가슴살은 화이트 미트(white meat)의 대표주자이다.

쇠고기, 돼지고기처럼 지방 성분이 많아서 부담스러운 레드 미트 (red meat)와는 달리, 고단백이면서도 저지방, 저칼로리, 저콜레스테롤 성향을 띤다.

같은 칠면조 고기라도 등 부위에 비해 가슴살 부위의 칼로리가 20% 정도 낮고, 콜레스테롤도 13% 정도 적지만 단백질은 7∼8% 정도 많아서 살찔 염려 없이 즐길 수 있는 최적의 육류식품이다. 또한 섬유질이 가늘어 소화 흡수도 잘 되고 날개에 포함된 콜라겐 성분은 피부미용에도 효과적이다.

칠면조에는 특히 트립토판(tryptophan)이라는 아미노산이 풍부한데, 이 성분은 숙면을 유도하는 효과가 뛰어나 추수를 끝낸 농부들이 충분히 휴식을 취할 수 있도록 도와주는 매우 의미 있는 추수감사절 음식이라는 것이다.

볼링을 할 때 스트라이크를 세 번 연속 치면 전광판에 'turkey'라는 영문 자막과 함께 칠면조 그림이 나오는 걸 본 적이 있는가. 한 번의 화살로 세 마리의 칠면조를 쓰러뜨린 서부 개척시대의 명사수 인디언에서 유래되었다.

혹시 칠면조 요리를 먹는다면 당신도 복권을 사보라. 뜻밖의 행운이 기다리고 있을지도 모를 일이다. "Turkey!"

칠면조구이 만들기

【재료】

다진 당근 1개, 다진 양파 1개, 디종 머스터드 1작은술, 물 1컵, 버번 3/4컵, 소금 1작은술, 채소오일 1작은술, 칠면조 6kg, 콘브레드 드레싱 3qt, 콘스타치 3작은술, 타임 3개, 통마늘 2개, 통후추 7개, 파슬리 3개, 황설탕 2작은술, 후추 1작은술

【만드는 방법】

① 오븐을 165도로 예열시킨다. 로스팅 팬은 기름을 두르고 베이킹 용기를 준비한다.

② 내장과 목을 제거한 후 스톡용으로 남겨둔다.

③ 칠면조 기름을 제거하고 소금, 후추로 간을 한다.

④ 스푼으로 다진 채소들과 섞은 콘브레드를 칠면조에 채우고 베이킹용 그릇에 넣어 알루미늄 호일로 싸둔다.

⑤ 작은 볼에 버번과 디종 머스터드를 넣고 황설탕 1작은술을 넣은 후 저어준다. 손가락으로 칠면조의 껍질을 살로부터 분리하는데 이때 껍질이 찢어지지 않도록 조심한다.

⑥ 그 후 버번과 디종 머스터드를 칠면조 껍질에 윤기 나게 바르고 소금, 후추로 양념을 한다.

⑦ 알루미늄 호일로 싸고 2시간 30분 동안 굽는다(250도).

⑧ 호일을 제거한 후 윤기 나게 팬에 흘러내린 유즙을 발라준다.

⑨ 1시간 30분~2시간 동안 다시 바싹 굽는다(74~82도).

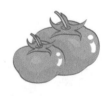 세계 10대 식품에 나란히 선정된 토마토
와 브로콜리는 이탈리아의 대표적 요리인
스파게티에 빠지지 않는 감초 같은 식재료
이다.

이탈리아 사람들의 연간 채소 섭취량은 우리나라 사람에 비해
무려 35kg이나 부족하지만 평균 수명은 그들이 길다. 이는 바로
이 두 식품의 섭취량과 무관하지 않다. 서구인들이 샐러드나 스
파게티, 스튜 등 일상적인 요리 재료로 이를 즐겨 먹는 반면, 우
리는 주로 디저트로 이용하여 섭취량이 5~16배 가량 차이가 나
기 때문이다.

6월부터 붉은빛으로 익기 시작하는 토마토는 1520년경 중남미

를 정복했던 스페인 사람들이 야생 방울토마토를 관상용으로 유럽에 퍼뜨린 이후 우리나라에서도 1600년대부터 귀화식물로 자리를 잡기 시작했으며, 지중해 또는 소아시아가 원산지로 알려진 브로콜리 또한 제2차 세계대전 이후에야 유럽인들이 녹색채소로 즐기게 되었고, 우리나라에 소개된 것은 50년 남짓에 불과한 1960년대의 일이다.

이처럼 식용으로 이용된 역사가 짧음에도 불구하고 두 식품에 대한 영양학자들의 찬사는 대단하다. 인체기능 유지에 꼭 필요한 필수 미량 영양소인 비타민, 미네랄 등이 이보다 알찬 식물이 드물기 때문이다.

지난해 우리나라 보건복지부에서 발표한 '국민건강영양지수'에 따르면, 10대 필수 영양소 중 칼슘, 칼륨, 비타민 C의 섭취량이 기준량 대비 각각 76%, 61%, 70% 미만인 것으로 밝혀져 한국인은 배만 채우지 몸은 깡통이라는 지적이 있었다.

이 보고서에서 권장량 대비 절반 수준에 머물러 있는 13~19세 청소년들의 칼슘 보충을 위해 우유, 치즈, 브로콜리, 양배추 등이 추천되었고, 모든 연령층에서 섭취 기준을 채우지 못한 칼륨을 보충하기 위해서는 현미, 토마토, 오이, 사과 등이, 비타민 C 부족을 채우기 위해서는 토마토, 브로콜리, 고추, 시금치 등이 추천되었다.

이 조사에 따르면 한국인이라면 누구나 토마토와 브로콜리를 많이 섭취해야 한다는 결론이다.

'토마토가 빨갛게 익으면 의사들의 얼굴이 파랗게 질린다' 는 서양 속담이 있을 정도로 토마토에는 피로를 풀어주고 신진대사를 돕는 비타민 C, 지방의 분해를 돕는 비타민 B, 황산화 항암 역할을 하는 리코펜, 고혈압 예방에 도움을 주는 루틴 등 몸에 좋은 다양한 물질이 풍부하다. 하루에 토마토 두 개만 먹으면 하루 비타민 권장량의 대부분을 충족시킬 수 있다는 게 식품영양학자들의 설명일 정도이다.

전문가들은 토마토를 즐겨 먹어야 하는 이유 중 첫 번째로 리코펜을 꼽는다. 리코펜은 노화 방지, 항암, 심혈관 질환 예방, 혈당 저하 효과를 나타내며 항산화력은 베타카로틴의 두 배에 달한다. 실제로 1,300명의 유럽 남성을 대상으로 한 조사에서 리코펜을 가장 많이 섭취한 집단은 가장 덜 섭취한 집단에 비해 심장마비 발생 위험이 절반 수준으로 줄어들었다.

미국 하버드대 연구팀이 40세 이상 미국인 4만 8,000명을 조사한 결과에서도 토마토 요리를 주 10회 이상 먹은 집단은 주 2회 이하 먹은 집단에 비해 전립선암에 걸릴 위험이 45%나 낮았다고 한다. 서구인들은 토마토의 리코펜이 폐암, 대장암, 위암, 유방암 예방에 큰 도움을 준다고 믿고 있다.

178

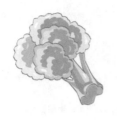

한편 브로콜리에는 비타민 C가 레몬의 2배, 감자의 7배나 들어 있어 유해 활성산소를 억제하는 효능이 탁월하고, 비타민 U도 풍부해 양배추를 제치고 위장에 좋은 최고의 식품으로 꼽힌다.

브로콜리에 들어 있는 비타민 K는 오스테오칼신에 작용하며 칼슘과 골기질이 결합해서 뼈를 생성해주는 역할을 한다. 비타민 K의 섭취량이 부족한 여자들은 엉덩이뼈의 골절 위험이 더 높다는 연구 결과가 있다.

또한 빈혈을 예방하는 철분 함량도 100g 중 1.9mm로 채소 중 으뜸이고 식이섬유도 풍부해 변비와 대장암 예방 효과가 뛰어난 반면, 열량은 28kcal밖에 되지 않아 다이어트 식품으로 전 세계 여성들의 사랑을 독차지하고 있다.

이렇게 뛰어난 두 식품도 제대로 먹어야 보배가 된다.

붉게 익은 완숙 토마토는 날로 먹는 것보다 익혀 먹는 게 좋다. 이는 토마토의 리코펜 성분에 열이 가해졌을 때 생것보다 체내 흡수율이 4배 정도 올라가기 때문이다. 그러나 토마토에 설탕을 뿌려 먹으면 설탕이 토마토의 비타민 B를 소모시키므로, 차라리 소금을 약간 곁들여야 토마토의 단맛을 살리면서 소금의 나트륨과 토마토의 칼륨이 균형을 이루어 더 낫다.

또 하나, 후숙과정을 거치는 일반 토마토보다 방울토마토가 영양 면에서 한 수 위이므로 사시사철 가까이 하는 게 좋다.

최고의 비타민 C 식품인 브로콜리는 비타민 파괴를 줄이기 위해 소금을 넣어 끓인 물에 살짝 데쳐낸 뒤 마요네즈에 버무려 샐러드를 만들어 먹거나 스튜, 그라탕에 넣어 먹는 게 일반적이다. 명심해야 할 점은 비타민이 파괴되지 않도록 너무 오래 데치지 않아야 한다는 것이다

토마토와 브로콜리로 간단히 요리할 수 있는 '크림소스 스파게티' 를 소개한다.

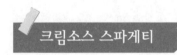

크림소스 스파게티

【재료】
스파게티 면, 생크림, 우유, 소금, 후추, 양파, 마늘, 올리브유, 게맛살, 브로콜리, 토마토, 새우

【만드는 방법】
① 먼저 마늘, 양파를 올리브유에 달달 볶아 소금, 후추로 간한 뒤 크림과 우유를 넣어 보글보글 끓인다.
② 소금을 넣고 끓인 물에 다듬어놓은 브로콜리를 살짝 데쳐내고, 토마토를 살짝 굴려 껍질을 벗겨놓는다.

③ 브로콜리를 데친 물에 올리브유를 조금 넣고 스파게티 면을 10분 정
   도 삶는다.
④ 면이 익으면 냄비에 올리브유를 뿌린 후 ①의 소스를 넣고 자박자박
   끓이다가 소금으로 간한다.
⑤ 여기에 새우, 게맛살, 브로콜리, 껍질 벗긴 토마토를 차례대로 넣어
   적당히 익히면 완성.

▶ **tip** 브로콜리와 토마토는 맨 나중에 넣고 끓여야 모양이 부스러지지 않고 맛
과 영양이 뛰어나다.

밥심으로 산다, 현미(玄米)

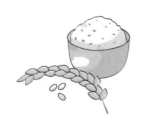

쌀은 보리, 밀과 함께 세계 3대 농산물에 속한다. 세계 총생산량은 연간 4억 톤 정도로 90% 이상이 중국(35%), 인도(20%) 등 아시아 국가에서 생산되며, 우리나라도 연간 수확량 500톤 이상을 기록, 약 1.7%를 차지하고 있다.

벼 재배의 기원을 살펴보면 인도에서는 BC 7000년대부터 벼를 재배했다고 추정하고 있고, 중국에서도 신농시대(神農, BC 5000년경) 때 이미 벼를 재배했다고 한다. 선사시대 유적지에서 발굴된 탄화된 쌀과 벼의 탄소동위원소 연대를 추정한 결과, 한반도에서도 BC 3000년경부터 벼가 재배되었음이 밝혀졌다.

쌀은 통일신라시대인 5~6세기경까지만 하더라도 귀족식품으로 인식되었으며, 고려시대에도 물가의 기준이나 봉급의 대상이 될 정도로 귀중한 식품이었다.

조선시대에 들어서면서는 조나 보리를 제치고 비로소 곡류식품의 대표주자로 등극했다.

하지만 이때까지만 해도 쌀의 정미기술은 가정에서 절구나 연자맷돌로 갈아 만드는 방법뿐이었다. 벼의 외피, 즉 왕겨를 벗긴 현미(玄米)뿐이었다. 그러나 조선시대 중엽에 이르러 귀족사회를 중심으로 보기 좋고 입에 매끄러운 백미(白米)를 '어미(御米)'라 하여 숭상하게 되었다.

이런 나쁜 풍습이 점점 번져 양반사회의 주식으로는 백미, 서민사회는 현미와 잡곡밥으로 양분되었으나, 이후 정미기술의 발달과 쌀의 증산에 힘입어 흰쌀밥은 온 국민의 주식거리로 확실히 자리 잡게 되었다.

벼의 껍질을 벗겨낸 쌀의 구조는 5~6%를 차지하는 과피(果皮), 종피(種皮) 등의 쌀겨층과 쌀의 씨에 해당하는 2~3% 정도의 배아(胚芽), 그리고 92%를 차지하는 배젖(胚乳)으로 이루어져 있다(단면도 참조).

도정 정도에 따라 현미, 5분도미, 7분도미, 백미 등으로 나뉘는데, 배와 쌀겨층을 제거한 백미의 50% 정백한 것이 5분도미,

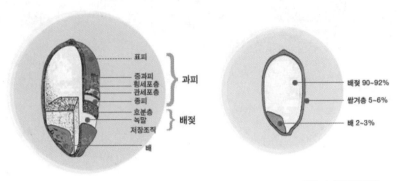

표피
중과피
횡세포층
관세포층
종피
호분층
녹말
저장조직
배

과피
배젖

배젖 90~92%
쌀겨층 5~6%
배 2~3%

출처 : 농수산물유통공사

70% 정백한 것이 7분도미라고 이해하면 된다. 따라서 백미는 주로 배젖 부분만 남겨진 것이다.

왕겨만 벗겨낸 현미의 화학적 조성(100g 기준)은 수분 15.5%, 단백질 7.4%, 지질 3.0%, 당질 71.8%, 섬유질 1.0%, 회분 1.3%, 비타민 B_1 0.54mg 등이다. 현미는 정백으로 인한 영양분 손실이 거의 없으므로 백미에 비해 지방, 단백질, 비타민 B군이 풍부하고, 저장성이 좋아 병충해나 미생물로부터의 해가 적다. 다만 백미보다 맛이 못하고 밥 짓기가 어려울 뿐이다.

일본과학회가 조사한 바에 의하면 1개월 동안 백미식과 현미식을 한 사람들을 비교했을 때 백미식은 수은의 체내 잔류량이 7ppm이었고, 현미는 이보다 훨씬 낮은 0.6ppm이었다. 5년간 꾸준히 현미를 먹은 그룹의 수치는 무려 0.02ppm으로 대폭 감

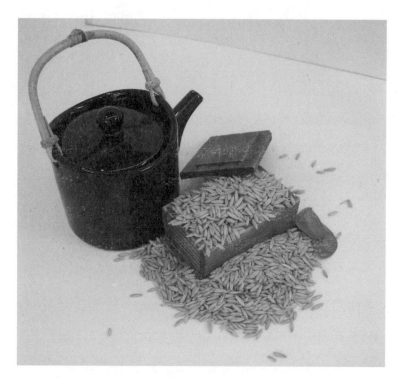

소되었다.

　이렇게 현미식의 경우 수은의 체내 잔류량이 적어지는 것은 현미 속 섬유질과 피친산(phytic acid)의 흡착 배출 및 자정작용 때문이다. 현미밥은 바로 씻어서 불리지 말고 미리 물에 담가 1시간 이상 불린 후 손으로 잘 비벼서 씻으면 잔류 농약으로부터 더욱 안전하다.

　우리 밥상 위 식품 중 완전곡류로 불리는 현미. 옛날 중국 사람들도 백미와 비교하여 현미의 영양 차이를 크게 느꼈던 것 같다.

백미에 해당하는 '박(粕)' 자는 찌꺼기로, 쌀겨 즉 현미에 해당하는 '강(糠)' 자는 몸을 튼튼히 한다는 의미로 풀이하고 있음이 그 증거이다.

이처럼 백미는 먹기는 좋지만 영양분이 다 빠진 죽은 음식이라서 비만과 변비를 유발한다. 반면 현미는 먹기 어렵지만 오래 씹어 먹으면 각종 질병의 원인인 변비를 예방할 수 있다.

그러면 쌀 중에서도 왜 현미가 우리 몸에 좋은지 그 효능 효과를 짚어보자.

✽대장암 예방 효과 : 현미에는 간장을 튼튼히 하고 노폐물을 체외로 배설하는 이노시톨(inositol)과 암을 억제하는 베타시스테롤(betasisterol)이 있다. 이들이 대변량을 증가시키고 대변의 장내 통과를 단축시켜 대장암을 예방한다.

✽혈중 콜레스테롤 감소 효과 : 현미의 섬유소는 담즙산을 장으로 배설하고, 콜레스테롤이 장으로부터 혈액으로 흡수되는 것을 억제하여 혈액 중 콜레스테롤을 떨어뜨린다.

✽당뇨 예방 및 치료 효과 : 현미의 섬유소는 당분이 장으로부터 혈액에 흡수될 때 과잉의 당분 흡수를 저지하거나 속도를 지연시켜 인슐린을 분비하는 췌장의 부담을 덜어준다.

✽피부미용 개선 작용 : 성장 촉진인자로서 발육에 없어서는 안

되는 비타민 B₂가 피부를 튼튼하고 아름답게 하고, 배아 속의 비타민 E와 비타민 F가 피부미용을 돕는다.

✱해독작용 : 외피와 배아에 있는 피친산과 섬유소는 인체에 축적되기 쉬운 중금속을 배출하는 작용이 탁월하다.

이외에도 알레르기 체질 개선, 식욕부진 해소, 두뇌기능 향상 등 현미의 효과는 다양하게 나타난다.

오늘날 사람들이 걸리는 병은 1,300종에 이르지만 그 원인이 정확히 밝혀진 것은 30%에 해당하는 400종에 불과하다고 한다. 한 가지 분명한 점은 혈액이 산성화되면 정상적으로 신진대사가 이루어지지 않아 각종 병에 쉽게 걸린다는 것이다.

백미를 주식으로 하면 혈액은 산성화된다. 산성 체질의 백미병(白米病)에 걸리면 인체의 예방기구는 그 기능을 상실할 수밖에 없다. 반면 현미는 혈액을 약알칼리성으로 유지시켜준다. 실제로 현미를 주식으로 하는 사람들은 피로를 덜 느끼고 무병장수한다는 것이 밝혀졌다(정사영 박사 저,《기적의 현미》참조).

매일 먹는 주식 중의 주식, 쌀밥. 오늘부터라도 현미식으로 거칠게 먹자.

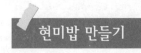
현미밥 만들기

【재료】

현미찹쌀 2컵, 현미 1과 1/2컵, 찰수수 1컵, 검정콩 1/2컵, 흰콩 1/4컵,
강낭콩 1컵, 팥 1/4컵, 물 3과 1/2컵, 밤 10개

【만드는 방법】

① 현미, 찹쌀, 흰콩, 검은콩, 강낭콩, 팥 등 모든 재료를 혼합하여 깨끗
   이 씻어 압력솥에 담고, 밥물을 부어 5~6시간 정도 두었다가 불에 올
   려놓고 밤도 넣어서 밥을 짓는다.
② 밥이 된 신호가 나면 불을 줄이고 10~15분간 뜸을 들인다.
③ 뜨거운 김이 다 없어진 후에 뚜껑을 열고 밥을 푼다.

넝쿨째 영양만점, 호박

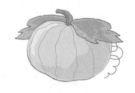

"호박을 호박같이 그리려고 노력한다. 내 생각이 당신과 같기보다는 오히려 다르려고 더욱 호박을 그린다. 밤을 새워 눈물을 닦아 가며 호박을 만지고 그리고 또 그렸다. 나는 우주를 발견하고 울었다."

호박만 그리는 별난 화가 박한 씨가 호박을 그리는 이유를 밝힌 대목이다. 호박을 만지고 그리며 우주를 발견할 만큼 그 속에 신묘함이 담겨 있는 걸까.

'호박이 넝쿨째 굴러들어온다' 거나 '뒤로 호박씨 깐다' 는 속담처럼 크고 못생긴 겉보기와는 달리, 버릴 게 하나 없는 열매채소임에는 틀림없다. 잎은 쌈 싸먹고, 애호박은 나물, 전, 찌개 등에,

늙은 호박은 떡, 엿, 죽 등에, 호박씨는 스태미나 간식으로 그 쓰임새가 매우 다양하다.

호박은 웬만한 기후이면 어디서든 잘 자라서 세계적으로 널리 보급되어 있고, 가뭄과 병에도 강해 약제 살포가 필요없는 무공해 식품이기도 하다. 호박은 옥수수, 강낭콩, 고추와 함께 멕시코의 고대 문화를 지탱해온 중요 작물이다. 인류가 호박을 이용하기 시작한 것은 9,000년 전부터로 추정되며, 그로부터 오늘날까지 여러 형태로 분화되어왔다. 특히 콜럼버스에 의해 전 세계로 전파되었다.

우리나라에서 재배되는 호박은 중남미 열대지방과 동아시아 원산의 동양호박(pumpkin), 아메리카 고산지대 원산인 서양호박(winter squash), 북아메리카 남부지방 원산의 페포호박(summer squash), 이 3가지가 주를 이룬다. 가장 역사가 오래된 것은 동양호박으로서 통일신라시대 때 이미 재배되었다.

동양호박은 과실이 익으면 황색이 되고 크기가 상당히 커진다. 익기 전부터 맛이 좋아 애호박으로 많이 이용되며, 꼭지가 단단해지고 오각 모양으로 각이 진다. 서양호박은 완숙되어야 맛이 나고 꼭지가 원통 모양으로 동양호박과 구분되며, 익은 과실을 주로 쪄서 먹는다. 페포호박은 줄기가 짧고 넝쿨성이 아닌 것도 있는데, 덜 익은 과실을 주로 사료용으로 사용한다.

호박은 박과에 속하는 넝쿨식물 중에서 영양가가 가장 높다. 과채류 중에서 전분의 함량이 가장 많아 한 끼 식사로 너끈하므로, 제1, 2차 세계대전 당시 대용식으로 큰 인기를 얻었다 한다.

늙은 호박이 노란 색을 내는 것은 카르티노이드계 화합물 때문이다. 호박에 많이 들어 있는 베타카로틴은 체내에 들어가면 비타민 A의 효력을 나타낸다.

호박은 기름으로 조리하는 것이 좋은데, 기름이 카로틴의 흡수를 높이기 때문이다. 호박의 당분은 소화 흡수가 잘 되어 위장이 약하고 마른 사람, 회복기 환자에 좋으며, 이뇨작용을 하는 칼륨 성분이 많아 예부터 출산 후 산모의 부기를 빼는 데는 늙은 호박이 으뜸이었다.

이외에도 비타민 C와 B$_2$가 풍부하고 식이섬유가 많은 반면, 같은 양의 밥에 비해 칼로리가 1/4, 고구마에 비해서는 절반 정도에 불과하므로 다이어트식으로도 안성맞춤이다. 호박에는 비타민 C를 파괴하는 아스코르비나제(ascorbinase)라는 효소가 들어 있지만 호박은 생으로 먹지 않으므로 아무런 문제가 없다.

늙은 호박은 가을에 구입하여 보관만 잘 하면 겨우내 먹을 수 있어 비타민 A의 보충에 효과적이다. 얇게 썬 호박을 햇빛에 말리면 호박의 베타카로틴 성분이 강화되고 단맛도 증가하므로 죽이나 떡을 해서 먹을 땐 미리 이 방법을 택하도록 하자.

우리 속담의 '호박씨 깐다'는 말은 뒷전에서 모사를 꾸미는 걸 빗댄 말인데, 기실 호박씨 까는 사람은 머리가 좋은 사람이다. 호박씨에는 칼륨, 칼슘, 인 등의 무기질이 풍부하고 비타민 B가 많다. 주성분인 지질이 몸에 좋은 불포화지방산이고 머리를 좋게 하는 레시틴과 필수 아미노산이 골고루 함유되어 있어 두뇌기능을 높여줄 뿐 아니라 고혈압이나 노화를 방지하는 효과도 있다.

호박잎 역시 다량의 비타민이 들어 있고 밥의 1/10밖에 안 될 정도로 열량이 낮아 다이어트식으로 좋다. 잎과 줄기를 살짝 삶아서 쌈장이나 강된장에 싸먹으면 여름철 입맛을 살리는 효과도 있다.

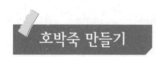

호박죽 만들기

재료
늙은 호박 500g, 물 4컵, 설탕 4큰술, 소금 1/3작은술, 찹쌀가루 1/2컵, 물 1/2컵

만드는 법
① 늙은 호박은 깨끗한 행주로 닦아 작게 등분하여 씨를 빼고 껍질을 벗긴다.
② 껍질을 벗긴 호박은 잘게 썰어 물을 붓고 푹 끓인다.

③ 호박이 푹 익었으면 으깨어 체에 내린다.

④ 찹쌀가루에 물을 섞어 걸쭉한 농도로 만든다.

⑤ 냄비에 체에서 내린 호박을 넣고 끓으면 설탕, 소금으로 간한다.

⑥ 찹쌀가루액을 넣어 걸쭉하게 농도를 맞춘다.

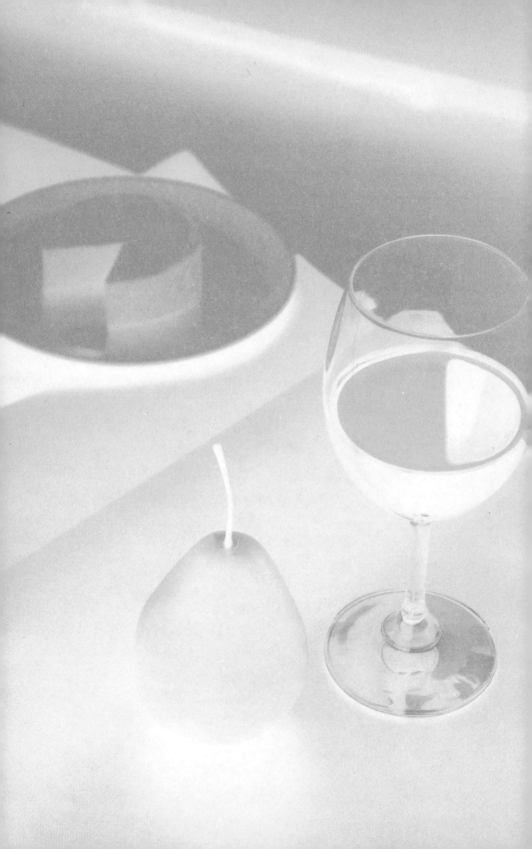

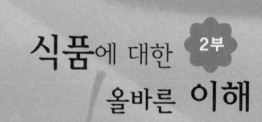

식품에 대한 2부
올바른 이해

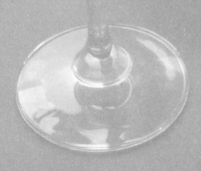

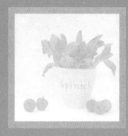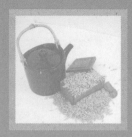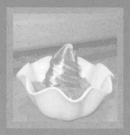

_1장_

친환경 농산물
바로 알기

친환경 농산물 바로 알기

　여러분은 친환경 농산물의 종류가 몇 종인지, 또는 유기 농산물과 무농약 농산물의 차이가 무엇인지 제대로 알고 있는가. 최근 몸에 좋다고 알려진 국내산 녹차에서도 잔류 농약이 검출되면서 친환경 농산물에 대한 관심이 더욱 커지고 있지만 정작 그 내용을 정확히 알고 있는 소비자는 드물다.

　앞에서 소개한 좋은 식품들이 식품 개개 성분의 효능·효과에 치중했다면, 친환경 농산물은 그 제조과정의 좋고 나쁨에 근거한다. 즉 토양, 용수 등 환경적 요건과 종자 선별, 재배방법 및 포장, 보관 등 생산관리 전반에서 양호한 심사를 받아야 친환경 농산물 인증 여부가 결정된다.

　한 알의 밀알이 땅에 떨어져 풍성한 곡식으로 거듭나려면 좋은 종자뿐만 아니라 농부의 값진 수고가 더해져야 하는 법이다. 이렇게 농부의 값진 수고가 높은 점수로 매겨진 농산물이 바로 친환경 농산물이다.

우리나라 친환경 농산물 인증제의 역사는 그리 오래되지 않았다. 2001년부터 농림부 산하 국립농산물품질관리원(www.naqs.go.kr)의 지도감독으로 시행되었으며, 과거 식량 부족 시대에 증산을 목적으로 농약과 비료를 많이 사용했던 양 위주의 정책에서 농산물의 품질과 환경을 중시하는 질 위주의 정책으로 가는 시발점이 되었다. 그러나 아직은 초기단계로 관리 미비 및 소비자 홍보 부족 등 해결해야 할 과제가 적지 않다.

농림부가 내린 친환경 농산물의 정의를 살펴보면, '환경을 보전하고 소비자에게 보다 안전한 농산물을 공급하기 위해 농약과 화학비료 등을 전혀 사용하지 않거나 최소량만 사용하여 생산한 농산물'을 일컫는다. 생산방법과 사용자재에 따라 4종류로 나뉘는데, 낮은 등급의 저농약/무농약 농산물과 높은 등급의 전환기 유기/유기 농산물이 있다.

❋저농약 농산물 : 화학비료와 농약을 권장 시비량 및 농약안전 사용 기준량의 1/2 이하로 사용하고 제초제를 일체 사용하지 않고 재배한 농산물.

✽무농약 농산물 : 농약은 전혀 사용하지 않고 화학비료는 권장 시비량의 1/3 이하를 사용하여 재배한 농산물.

✽전환기유기 농산물 : 농약과 화학비료를 1년 이상 전혀 사용하지 않고 재배한 농산물로서 유기재배 연수가 3년이 되지 못한 유기 농산물.

✽유기 농산물 : 농약과 화학비료를 다년생 작물은 3년, 그 외의 작물은 2년 이상 전혀 사용하지 않고 재배한 최고 수준의 농산물.

친환경 농산물의 연도별 생산동향을 살펴보면 인증제 시행 전에 비해 괄목할 만한 증가 추세를 보이고 있다. 그러나 아직도 전체 농산물의 5%에도 못 미쳐 생산기반의 취약성을 여실히 드러내고 있다.

구분	2000(A)	2001	2002	2003	2004	2005(B)	증감(B/A)
농가수(천 호)	2	5	12	23	29	53	27배
면적(천 ha)	2	5	11	22	28	50	25배
생산량(천 톤)	35	87	200	365	461	798	23배
전체 농산물 대비 비중(%)	0.2	0.4	1.1	2.1	2.5	4.4	

시행 5년차인 2005년의 인증 종류별 생산동향 및 주요 품목군별 생산량 자료를 살펴보면 친환경 농산물의 완성단계인 유기농

구분	계	유기	무농약	저농약
농가수(호)	53,478	5,403	15,278	32,797
면 적(ha)	49,807	6,095	13,803	29,909
생산량(천 M/T)	798(100%)	68(8.6%)	242(30.3%)	488(61.1%)

계	곡류	과실	채소	기타
798,000톤(100%)	94(11.8%)	289(36.2%)	326(40.9%)	89(11.1%)

산물의 비중은 그 중 9%에도 채 못 미치고 있고, 작물간 편차가 커서 친환경 농산물의 안정적인 수급에 차질을 빚고 있으며, 소비자들은 인증 자체에 대해 의심하고 있다.

다행히 시행 7년째를 맞는 2007년 9월 말 친환경농업육성법이 개정 공포되었다. 친환경 농산물에 대한 생산과 소비가 날로 증가함에 따라 소비자의 혼란과 피해를 방지하고, 인증 농가의 편의를 증진하기 위한 농림부의 조치인데, 주요 개정 내용은 이러하다.

첫째, 친환경 농산물에 대한 소비자의 혼란을 줄이기 위해 인증 종류가 간소화된다. 지금까지의 유기, 전환기유기, 무농약, 저농약의 4단계 중 전환기유기 농산물 단계가 삭제되어 유기, 무농약, 저농약의 3단계로 축소되며, 기반이 취약한 축산물의 경우 유기 축산물보다 낮은 단계인 무항생제 축산물 인증제도가 신설된다.

둘째, 친환경 농산물 유통 활성화를 위해 생산자와 수입자 외에도 '인증품을 재포장하여 유통하는 자'도 친환경 농산물 인증을 신청할 수 있다. 인증 신청과 심사에 따른 비용과 시간을 절약하기 위해 유효기간을 1년에서 2년으로 연장하되 엄격한 관리가 요구되는 유기 농산물은 현행 유효기간이 그대로 유지된다.

셋째, 친환경 농산물의 부정유통을 방지하기 위해 인증 및 사후관리가 더욱 강화된다. 부정행위로 형이 확정되거나 인증 기준에 미달하여 인증 취소를 받은 자는 1년간 인증신청을 할 수 없으며, 민간 인증기관은 매 5년마다 자격요건 재심사를 받고, 허위광고나 오인의 소지가 있는 외국어 표시를 하는 행위에도 3년 이하의 징역 또는 3,000만 원 이하의 벌금에 처해진다.

그야말로 제도는 간소하게, 관리는 엄격하게 하겠다는 취지이다. 농림부는 2010년부터는 친환경 농산물의 종류를 유기농, 무농약 2단계로 더욱 간소화하는 대신 인증 및 사후관리를 보다 강화하여 선진국 수준의 친환경 농업을 정착시킨다는 방침이다.

그런데 우리 주변에는 여전히 친환경 농산물에 대한 오해와 편견을 가진 사람들이 많다. 금기시하는 농약과 비료를 몰래 사용해 재배한다거나, 유통과정에서 방부제를 사용한다거나, 가공품에 대한 인증제도가 없으니 가공과정에서 속이면 그만 아니냐는 등 의심의 눈길을 감추지 않는다. 시행 이후 지금까지 사후관리

처분건수가 1.5% 정도에 그치고 있으니 관리 소홀을 지적하는 이도 적지 않다.

그러나 친환경 농법을 하고 있는 농가를 직접 방문해보면 생각이 달라진다. 지난번에 가족들과 1박을 하며 둘러본 경북 상주 외서면 봉강농장 농장주 김광식 씨는 "유기농 배를 키워내기 위해서는 사투를 벌여야 한다. 농약과 화학비료를 대체하는 값비싼 발효액이나 특별히 고안해낸 유기 퇴비만 사용해 재배한 배는 맛도 좋고 당도도 뛰어나지만 병충해를 이겨내고 여름을 난 뒤 수확기에 접어들기까지 입이 바짝바짝 마르는 게 사실"이라며 유기 농법의 어려움을 토로한다.

제주에서 유기농 차밭을 일구고 있는 경덕다원의 경우에도 지난여름 섬 전체를 쑥대밭으로 만든 두 번의 태풍에도 자생력이 강해져 끄떡없었다며, 한 해 잡초를 제거하는 비용만도 수천만 원이 든다고 혀를 내두른다.

이처럼 어렵고도 힘든 친환경 농법에 참여하는 농가수는 2005년 현재 5만 5,000가구 정도에 불과하고 유기농법을 하는 농가는 그 중 1/10에 그치고 있다. 우리 식탁에 잘 기른 친환경 식품들이 많이 올라오게 하려면 국민들의 꾸준한 관심과 격려가 가장 큰 힘이 될 것이다.

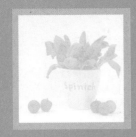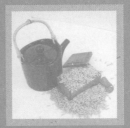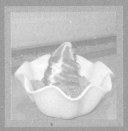

_2장_

이해를 돕는
5대 영양소 이야기

이해를 돕는 5대 영양소 이야기

영양소란 영양의 원천이 되는 물질, 다시 말해 외부로부터 섭취하는 영양에 관여하는 음식물을 총칭하며, 식품, 물과 산소는 생명체의 성장, 발달 및 유지에 꼭 필요한 물질이다. 식품은 체내 모든 세포를 만들고 유지하는 데 필요한 물질과 에너지를 제공한다. 그러므로 각 식품이 갖는 영양소를 구분하여 그들의 관계를 이해하는 것은 매우 의미 있는 일이다.

우리는 음식물을 섭취함으로써 생명과 건강 유지에 필요한 열량과 영양소를 얻는다. 우리가 살아가는 데는 40여 종의 영양소가 필요하다. 이들은 크게 탄수화물, 단백질, 지방, 비타민, 무기질의 5대 영양소로 구분되며, 우리는 이러한 영양소를 일상의 식사를 통해 섭취한다. 우리가 먹는 식품에는 5대 영양소의 분류에 속하지 않지만 건강상태를 향상시키거나 만성 퇴행성 질환과 같은 질병에 대항할 수 있도록 방어체계를 튼튼하게 해주는 여러 가지 유익한 성분들도 함께 들어 있다.

우리 몸에 필요한 모든 영양소는 꼭 필요한 만큼 섭취해야 하며, 만일 부족하거나 지나치면 건강을 잃게 된다. 과거에는 필수 영양소를 충분히 섭취하지 못해 생기는 영양결핍이 중요한 영양문제였으나, 최근에는 영양소를 너무 많이 섭취해 발생하는 영양과잉이 점점 더 문제가 되고 있다. 열량, 지방, 나트륨(식염의 성분)은 우리가 과잉 섭취하기 쉬운 영양소이며, 이로 인해 비만, 동맥경화증, 고혈압 등 건강상의 장애가 나타나는 것이다.

5대 영양소의 주요 기능과 함유식품을 간단히 들여다보면 다음과 같다.

❋단백질 : 생선, 치즈, 고기, 우유, 콩 등에 많으며, 신체 근육이나 모발, 피부, 뼈, 호르몬을 만들어낸다.

❋탄수화물 : 쌀밥, 감자, 국수, 식빵 등에 많으며, 세포활동을 활발하게 하고 뇌 또는 근육을 움직이게 하는 데 필수적이다.

❋지방 : 식용유, 호두, 땅콩, 마요네즈 등에 많으며, 중요한 에너지원이고 지용성 비타민의 소화, 흡수를 도와준다.

❋무기질 : 우유, 치즈, 쇠고기, 굴, 시금치 등에 많으며, 뼈와

혈액을 만들고 음식물을 에너지로 대사시킨다.

✽비타민 : 돼지고기, 엿기름, 김, 버터, 식물성 기름, 우유, 달
걀 등에 많으며, 탄수화물, 단백질, 지질의 작용을 원활하게 대사
시킨다.

5대 영양소, 특히 미량 영양소에 속하는 무기질과 비타민의 개
개 성분에 대해 좀 더 자세히 살펴보도록 하자. 이들 무기질과 비
타민은 적은 양으로도 충분히 제 역할을 하는 반면 결핍되기도
쉬워 영양의 불균형을 초래하기가 쉽다.

1. 탄수화물(炭水化物, carbohydrate)

당의 수에 따라 단당류, 소당류, 다당류로 구분한다. 예를 들어
포도당은 단당류의 일종으로 녹말을 형성하는 기본 단위가 되기
도 한다. 녹말은 그 단위가 되는 포도당이 무수히 많이 연결되어
만들어진 분자로 다당류에 속한다.

단당류는 한 개의 분자가 가지는 탄소의 수에 따라 다시 3탄당
(트리오스)부터 7탄당(헵토오스)까지 분류된다. 포도당(글루코오
스)은 탄소수가 여섯 개이기 때문에 6탄당(헥소오스)이라 부른다.

소당류는 몇 개의 단당류가 글리코시드 결합을 통해 연결된 것으로 단당류가 2개 결합한 것을 이당류라고 하며, 수크로오스(蔗糖), 말토오스(麥芽糖) 등이 그 예이다.

같은 식으로 3개가 결합한 것을 3당류, 4개가 결합한 것을 4당류라 부른다. 다당류는 수없이 많은 단당류가 글리코시드 결합으로 연결된 것이며, 분자량은 수천에서 100만을 넘는 것도 있다.

탄수화물은 동식물계에 널리 분포하는데, 생물체 내에서의 기능은 생물체의 구성성분인 것과 활동의 에너지원이 되는 것으로 크게 나눌 수 있다.

구조를 유지하는 데 사용되는 탄수화물은 모두 다당류로, 식물의 세포벽을 만드는 셀룰로오스, 곤충의 외피(外皮)를 만드는 키틴, 동물의 연골이나 힘줄(腱)의 성분인 황산콘드로이틴류 등이 그 예이다. 에너지원으로 사용되는 탄수화물은 지질, 단백질과 함께 생물체에서 중요한 비중을 차지한다.

녹색식물은 광합성을 통해 단당류인 글루코오스(포도당)를 합성하고, 이것을 다당류인 녹말로 합성하여 저장한다. 동물은 자신이 탄수화물을 합성하지 못하므로 이것을 식물에서 섭취하여 사용한다.

2. 지방(脂肪, fat)

상온에서 고형을 이루는 것을 특히 지방이라 하여 액상인 기름과 구별하지만, 본질적인 차이는 없다. 지방은 3개의 지방산과 1개의 글리세롤로 이루어져 있다. 지방산은 매우 여러 종류가 존재하며, 지방산과 글리세롤의 결합으로 이루어진 지방의 종류도 다양하다. 그러나 공통적으로 물에 거의 녹지 않고 에테르, 클로로포름, 벤젠, 이황화탄소, 석유, 뜨거운 알코올에는 녹는 성질이 있다.

우리가 지방을 흡수하면 리파아제라고 하는 소화효소에 의해 다시 3개의 글리세롤과 1개의 지방산으로 분해된 후 흡수된다. 혹은 지방 분자가 그대로 직접 장관(腸管)을 통해 흡수되기도 한다. 흡수된 지방은 일단 간(肝)이나 피하의 결합조직, 장간막(腸間膜), 근육 사이에 축적되고, 그 후 필요에 따라 분해되어 에너지원이 된다. 발생 에너지는 9.45kcal/g 정도로 높으며, 탄수화물의 2배의 열량을 공급한다.

지방은 탄수화물과 함께 에너지를 내는 주요 물질이다. 또 지방은 연소할 때 생기는 물의 양도 단백질이나 탄수화물의 2배나 되므로, 육상의 생물 특히 사막에서 생활하는 동물에게는 중요한 영양 저장물질이다. 지방은 체온 유지에 중요한 역할을 하며, 지방의 한 종류인 인지질의 경우 세포막의 중요한 구성성분으로 사용된다.

3. 단백질(蛋白質, protein)

단백질은 아미노산(amino acid)이라고 하는 비교적 단순한 분자들이 연결되어 만들어진 복잡한 분자로, 대체로 분자량이 매우 큰 편이다. 단백질을 이루고 있는 아미노산에는 약 20종류가 있는데, 이 아미노산들이 화학결합을 통해 서로 연결되어 폴리펩티드(polypeptide)를 만든다. 이때 아미노산들의 결합을 펩티드 결합이라 하며, 이러한 펩티드 결합이 여러(poly-) 개 존재한다는 뜻에서 '폴리펩티드'라 부른다.

단백질도 넓은 의미에서 폴리펩티드라 할 수 있지만, 일반적으로 분자량이 비교적 작으면 폴리펩티드라 하고, 분자량이 매우 크면 단백질이라고 한다.

단백질의 영어명인 'protein'은 그리스어의 'proteios(중요한 것)'에서 유래된 것이다. 단백질은 생물체의 몸을 구성하는 대표적인 분자이다. 근육을 키우기 위해 근육운동을 한 후에는 단백질을 충분히 섭취하는 것이 좋은데, 이것은 근육의 주성분이 바로 단백질이기 때문이다.

근육이 발달하기 위해서는 단백질이 필수적이다. 또 세포 내의 각종 화학반응의 촉매 역할을 담당하는 물질들도 단백질이다. 이들을 우리는 효소라고 부른다. 또 단백질은 면역(免疫)을 담당하는 물질이기도 하다. 단백질은 이처럼 생체를 구성하고 생체 내의 반응에 참여하는 매우 중요한 유기물이다.

아미노산

단백질을 구성하는 주요 아미노산은 글리신, 알라닌, 발린, 로이신, 이소류신, 트레오닌, 세린, 시스테인, 시스틴, 메티오닌, 아스파르트산, 아스파라긴, 글루탐산, 디요드티로신, 리신, 아르기닌, 히스티딘, 페닐알라닌, 티로신, 트립토판, 프롤린, 옥시프롤린의 22종이다.

22종의 주요 아미노산 중 체내에서 합성이 안 되고 음식을 통해 섭취해야 하는 필수 아미노산은 어른의 경우 발린, 로이신, 이소류신, 메티오닌, 트레오닌, 리신, 페닐알라닌, 트립토판이고, 유아는 여기에다 히스티딘이 추가되며, 기타는 비필수 아미노산이다.

단백질이 충분히 높은 영양가를 갖기 위해서는 필수 아미노산 상호간의 비율이 일정한 범위 내에 있어야 한다. 만약 단 하나라도 필요량보다 적으면 다른 필수 아미노산이 충분해도 그 적은 아미노산 때문에 영양가가 억제되고 만다. 이와 같은 아미노산을 제한 아미노산이라고 한다.

달걀 · 고기 · 생선 등 동물의 단백질은 필수 아미노산을 충분히 함유하고 있으므로 질이 좋은 단백질이지만, 곡류 등의 단백질은 식물성 단백질이며, 리신 · 트레오닌 · 트립토판 등 필수 아미노산이 부족하므로 영양가가 떨어진다. 이때 부족한 아미노산, 즉 제한 아미노산을 보충해주면 영양가가 높아지는데, 이러한 효과를 아미노산의 보충효과라고 한다. 예를 들면 쌀 · 밀에는 리신 · 트레오닌, 콩에는 메티오닌이 각각 보충효과를 보인다.

4. 비타민(vitamin)

매우 적은 양으로 물질대사나 생리기능을 조절하는 필수적인 영양소이다.

수용성 비타민

✽비타민 B₁ : 미색의 결정체로서 '티아민(thiamine)' 이라고도 한다. 비타민 B₁은 체내에서 인산 2분자와 결합한 형태인

TPP(thiamine pyrophosphate)가 되어 탄수화물 대사과정 중에 조효소로서 매우 중요한 역할을 한다. 비타민 B_1이 결핍되면 당질대사가 진행되지 않아서 피루브산과 젖산 등의 포도당 중간 대사물질이 혈액과 조직 내에 축적되어 식욕감퇴, 피로, 체중 감소, 정신불안 등의 증세가 초기에 나타나기 시작하며, 동물의 다발성 신경염(多發性 神經炎), 사람에게서는 각기증세(脚氣症勢)로 발전된다.

대표적인 결핍 증세인 각기병과의 관계에서 '항각기성 인자(antiberiberi factor)', 또는 신경염과의 관계에서 '항신경염성 인자(antineuritic factor)'라고도 한다. 말린 곡류, 특히 현미나 보리, 두류에 많고 돼지고기에서의 함량도 매우 높다.

✽ 비타민 B_2 : 수용액 중에서 황록색 형광을 띠는 오렌지색 혹은 노란색 결정체로서 '리보플라빈'이라고 불린다. 비타민 B_2는 체내에서 탈수소효소의 조효소인 FMN(flavin mononucleotide)과 FAD(flavin adenine dinucleotide)의 구성성분이 된다. 그러므로 비타민 B_2는 탄수화물, 지방, 단백질 등 열량소의 대사에 없어서는 안 되며, 만일 결핍되면 이들의 대사가 저해되어 여러 가지 신체장애를 일으킨다.

결핍 증세로 설염, 구순염, 구각염, 피부병, 결막염이나 백내장 같은 눈병이 나타난다. 우유, 치즈, 간, 달걀, 돼지고기, 내장고기, 녹색채소에 많다.

✽비타민 B6 : 비타민 B6의 효력을 나타내는 모든 물질을 총칭하는 이름으로서 피리독신(pyridoxine), 피리독살(pyridoxal), 피리독사민(pyridoxamine)이 여기에 속한다.

체내에서 비타민 B6는 피리독살이 한 분자의 인산과 결합한 형태인 피리독살인산으로 되어 영양소 대사에 조효소로 작용한다. 결핍 증세는 눈 주위, 눈썹, 입 가장자리, 혀의 염증으로 시작하여 현기증, 구토, 체중 감소, 정신불안, 빈혈, 신장결석, 경련 등의 증세로 진행된다.

장내 세균에 의해 합성되어 장에서 흡수 이용되기 때문에 사람에게 결핍되는 일은 거의 없으나, 알코올 중독, 경구 피임약이나 결핵 치료제인 INH의 복용으로 인한 체내 비타민 B6 효과의 감소로 결핍증이 생기는 경우도 있다. 효모, 밀, 옥수수, 간에 풍부하게 들어 있다.

✽비타민 B12 : 흡수성 암적색의 결정으로 '시아노코발라민(cyanocobalamin)'이라고도 한다. 조혈 메커니즘에 관여하며, 아미노산 대사에서 조효소 작용을 한다. 이것은 생체 내의 핵산 합성에 필요하므로 부족하면 합성이 잘 되지 않아 적혈구의 세포분열이 안 되므로 적혈구는 커지고 수는 현저하게 감소되는 거대적혈구성 빈혈에 걸린다.

악성 빈혈을 예방하는 외적 인자로 식물에는 거의 들어 있지 않고, 동물의 조직, 특히 간·신장에 많으며 굴에도 많이 들어 있다.

✳비타민 C : 수용성인 흰색 결정체로서 항괴혈병성 인자(抗壞血病性因子)로 아스코르브산(ascorbic acid)이라 명명되었다. 생체의 세포를 접합시키는 시멘트와 같은 물질인 콜라겐(collagen)의 형성과 유지에 필요하다.

따라서 결핍되면 세포 사이의 콜라겐이 감소함으로써 혈관벽이 약화되어 신체의 아무 부분에서나 출혈이 생기며, 치아와 잇몸의 구조가 변화하고, 관절의 확대 및 출혈로 인한 빈혈 등 괴혈병 증세가 나타난다. 조직 내에 비타민 C 함량이 높으면 열병이나 감염 등에 저항하는 힘이 커진다는 연구가 있다. 신선한 채소와 과일에 풍부하지만 식품가공 및 조리과정에서 쉽게 산화·파괴되므로 주의를 요한다.

✳비타민 H : 비오틴이라고도 한다. 처음에는 쥐의 항난백장애인자(抗卵白障碍因子)로 알려져 있었으나 일반적으로 성장인자로 작용한다. 미생물에서는 증식인자가 된다. 간이나 효모에서 추출된다.

세포 내에서는 단백질과의 결합형이 많다. 생란 흰자(난백) 속의 아비딘(일종의 단백질)과 결합하여 그것을 비활성화하기 때문에 난백증에 의한 피부장애나 성장 지체에 유효하다.

✽비타민 L : o-아미노벤조산의 환원에 의해 얻을 수 있는 무색, 인편상(鱗片狀)의 결정이다. 녹는점은 144~146도이다. 생화학적으로 흥미 있는 물질로서 생체 내에서는 키눌레닌에서 효소에 의해 만들어지며, 포유류에서는 최유작용(催乳作用)을 한다. 중금속 이온과 비활성인 킬레이트 화합물을 만들기 때문에 Zn, Cd, Co, Ni, Hg, Cu, Pb 등의 정성 · 정량 분석의 시약으로 이용된다.

✽비타민 P : 자반병(紫斑病)의 치료약으로서 파프리카, 레몬에서 추출되는 유효성분이다. 이 결정은 히스페리딘과 루틴의 혼합체임이 판명되었고, 또한 그 플라본류에서도 같은 작용이 있음이 알려졌기 때문에 현재는 독립된 비타민으로 생각하지 않는다.

✽니코틴산(nicotinic acid) : 니아신이라고도 한다. 흰색 결정체로서 식물조직에 들어 있고, 동물조직에는 주로 니코틴아미드 상태로 들어 있다. 생체에서 탄수화물 · 지방 · 단백질 대사과정 중에 광범위하게 작용한다. 즉 니코틴산은 모든 조직세포의 정상적인 생명현상을 유지하는 데 없어서는 안 되는 물질이다.

결핍증으로 펠라그라(pellagra)가 나타난다. 초기에는 피로, 식욕 감퇴, 체중 감소로 시작하여 피부염, 설사, 지능 저하 등 영어 D자로 시작되는 펠라그라의 3대 증상이 나타난다.

니코틴산아미드는 동물 체내에서 아미노산인 트립토판으로부터 합성된다. 따라서 단백질을 많이 섭취하면 결핍증이 생기지 않는다. 효모, 육류, 간, 두류에 많고 우유나 달걀에는 적으나 트립토판이 많으므로 결핍증의 예방에 유효하다.

✽엽산(folic acid) : 폴산, 폴라신, PGA 등으로도 불린다. 동물의 영양장애로 인한 빈혈(대혈구성 빈혈)을 치유하는 작용이 있다. 시금치 등 녹색잎으로부터 추출되었기 때문에 엽산이라고 하지만, 이밖에 간 등에도 많고 화학구조가 결정되어 인공적으로 합성이 가능해졌다.

엽산은 사람의 빈혈 치료에 쓰인다. 예를 들면 임신 중의 빈혈이나 소아의 대혈구성 빈혈 등의 치료제로 유효하다. 화학구조는 푸텔리딘핵과 파라아미노벤조산 및 글루탐산이 결합되어 생긴 것이다.

✽이노시톨(inositol) : 동물의 지방간에 대한 예방 치료의 효과가 있고, 위장운동을 정상적으로 유지하는 작용이 있다. 개나 쥐의 체내에 이노시톨이 결핍되면 무모증이 생기고, 안경 모양의 탈모가 일어난다. 독두병(禿頭病)이나 근위축증의 치료에는 효과가 없다. 곡물과 그밖에 동식물성 식품에 많이 함유되어 있다.

✽콜린(choline) : 동물에서 콜린이 결핍되면 지방간이 생긴다. 닭의 경우는 성장이 멈추고 보행기립이 곤란해지며, 실험용 흰쥐는 신장 출혈이 일어난다.

생체 내에는 레시틴(lecithin) 등 인지질의 성분으로 남아 있고, 또한 아세틸콜린의 형태로 신경활동에 중요한 역할을 영위하고 있다. 사람의 콜린 결핍증은 알려져 있지 않다. 간의 보호나 치료에 쓰이는 일이 있다.

✽판토텐산(pantothenic acid) : 닭에서 이 비타민이 결핍되면 피부염을 일으키고 척수신경의 변성, 흉선 위축, 산란 저하가 일어나고 지방간이 생기며, 실험용 쥐에서도 피부염 외에 위장의 운동성 저하 및 부신의 손상을 일으킨다. 또한 털의 색소 변성으로 흰 털이 된다.

사람의 경우는 이 비타민 결핍증은 알려져 있지 않다. 장내의 박테리아에 의해 합성되어 이것이 일부 장으로부터 체내에 흡수되어 이용되고 있다. 이것도 효모, 배아(胚芽), 두류, 간, 내장(새나 짐승의) 등에 많은 성분이다.

지용성 비타민

✽비타민 A : 동물계에 존재하며 레티놀(retinol)이라는 화학명을 가지고 있다. 식물에서는 발견되지 않지만 카로틴과 크립토크산틴이라고 하는 황색 물질을 스스로 합성하는데 동물 체내에 들어와 비타민 A로 전환되는 전구물질(provitamin A)이 된다. 이 전구물질은 체내 흡수율이나 활성이 비타민 A보다는 매우 떨어

진다.

　비타민 A는 눈 망막의 간상세포에 존재하는 시홍(視紅)의 구성 성분이 된다. 시홍은 어두운 곳에서의 시각과 관계 있는 물질이기 때문에 비타민 A 섭취량이 부족하면 야맹증이 된다. 또 부족하면 상피세포와 점막이 변성되어 각화(角化)가 진행되고 눈의 각막, 입·소화기·호흡기 등의 점막을 해치므로 비타민 A를 항건조안염성(抗乾燥眼炎性, antixerophthalmic) 비타민이라고도 한다. 생선 간유와 황색·주황색·녹색의 채소나 과일에 많이 함유되어 있다.

　✳ 비타민 D : 10여 개의 자연물질이 비타민 D의 활성을 가지고 있는 것으로 알려져 있으나, 중요성을 가진 것은 에르고칼시페롤(ergocalciferol)과 콜레칼시페롤(cholecalciferol)이다. 비타민 D는 자외선에 의해 전구물질이 되므로 낮에 정상적으로 활동하는 사람이라면 필요한 비타민 D가 체내에서 합성되어 이용된다. 주요 기능은 칼슘 흡수에 필요한 단백질의 합성을 자극함으로써 체내에서 칼슘과 인의 흡수를 촉진시켜 뼈에 침착시키는 작용을 한다.

　따라서 비타민 D가 결핍되면 어린이에게는 구루병, 어른에게는 골다공증 또는 골연화증 증세가 생기기 때문에 항구루병성 비타민(antirachitic vitamin)이라고 불린다. 한편 과량으로 섭취하면 몸에 축적되어 과다증이 생길 수 있다. 간유, 난황, 버터 등에 많이 함유되어 있다.

✳ 비타민 E : 식품에는 네 종류의 토코페롤(tocopherol, $\alpha, \beta, \gamma, \delta$)과 네 종류의 토코트리에놀(tocotrienol, $\alpha, \beta, \gamma, \delta$) 형태로 나타나지만 이 중 생체활성이 가장 큰 것은 α-토코페롤이다.

생체에서의 중요한 기능은 항산화제로서 세포 내에서 산화되기 쉬운 물질, 특히 세포막을 구성하고 있는 불포화지방산의 산화를 억제함으로써 세포막과 조직의 손상을 막아주는 것이다. 비타민 E가 결핍되면 동물에서는 정상적인 새끼의 생산기능이 상실되고, 사람에서는 드물기는 하지만 적혈구의 막이 손상되어 용혈(溶血)이 항진되고 결과적으로 빈혈이 생길 수 있다. 식물성 기름, 두류, 녹황색 채소, 난황, 간유에 많다.

✳ 비타민 F : 필수 불포화지방산으로 쥐의 성장촉진 인자로서 발견되었다. 식물유에 들어 있는 항피부염 인자이며, 리놀산·리놀레산·아라키돈산 등의 불포화지방산이 그 본체이다. 이들 불포화지방산은 콜레스테롤 농도를 낮춘다.

✳ 비타민 K : 비타민 K는 혈액응고에 필요한 단백질 (prothrombin, proconvertin, plasma thromboplastin, stuart factor) 합성에 요구된다. 비타민 K가 결핍되면 이들 단백질의 합성이 저하되므로 혈액응고에 손상이 뒤따른다. 비타민 K를 항출

혈성 인자(antihemorrhagic vitamin)라고 하는 것은 이런 이유에서이다.

또한 생체 내의 산화·환원과 관계가 있고, 특히 미토콘드리아에서의 수소 전달에 관여한다고 알려져 있다. 비타민 K가 결핍되면 혈액응고가 지연되어 피하출혈과 내출혈 등이 오고, 계속 결핍되면 죽음까지 초래할 수 있다.

녹황색 채소나 해초 등에 많이 함유되어 있고, 체내에서 장내세균에 의해 합성되기도 하지만 흡수되는 양이 적으므로 외부에서 섭취해야 한다.

5. 무기질(無機質, mineral)

무기질은 인체 내에서 에너지원은 되지 않으나 신체의 구성과 일부 신체기능을 조절하는 데 필수적인 요소이다. 자연계에 존재하는 많은 무기질 가운데 영양적으로 인체에 필요한 것은 약 20종 된다고 알려졌다.

무기질은 신체 내에 존재하는 양을 근거로 하여 대량 무기질(macro-mineral)과 미량 무기질(micro-mineral)로 분류한다. 무기질 중에서 칼슘(Ca), 인(P), 나트륨(Na), 염소(Cl), 칼륨(K), 마그네슘(Mg), 황(S) 등은 체내에서 체중의 0.05% 이상 발견되므로 이들을 대량 무기질이라고 한다. 반면에 철(Fe), 요오드(I), 망간(Mn), 구리(Cu), 아연(Zn), 코발트(Co) 등은 소량만 존재하므로 미량 무기질이라고 한다.

따라서 대량 무기질은 식사에서 하루에 100mg 이상 필요하지만, 미량 무기질은 식사에서의 요구량이 매우 적은 편이다.

이러한 무기질은 우리 몸속에서 다음과 같은 기능을 발휘한다.

산, 염기의 균형

무기질은 식품으로부터 흡수되어 조직이나 체액 속에 존재하며, 대사 반응에 필요한 산도 혹은 염기도를 정상으로 유지하도록 조절한다. 여러 종류의 무기질 중에서 일부는 신체를 산성 쪽으로, 다른 일부는 염기성 쪽으로 이루도록 하는 경향이 있다.

수용성인 무기질은 물속에서 이온을 형성하는데 양이온(+ion) 형성 무기질은 나트륨, 칼슘, 마그네슘, 칼륨 등으로 염기도를 증진시키며, 음이온(-ion) 형성 무기질은 염소, 황, 인 등으로 산성을 띤다.

산을 형성하는 무기질은 곡류, 곡류 제품, 육류, 닭고기, 달걀, 생선에 비교적 풍부하며, 염기 반응을 나타내는 무기질은 과일과 채소에 풍부하다.

신체의 필수성분

무기질은 신체의 각 부분을 형성한다. 칼슘과 인은 뼈와 치아 같은 경조직(硬組織)을 구성하는 데 큰 영향을 끼치고 아연, 구리, 망간 등은 연결조직의 형성에 필수적이다. 또한 신체 내에서 중요한 기능을 하는 호르몬, 효소 등은 무기질을 구성성분으로 함유한다.

비타민 중에서도 무기질을 성분으로 하는 것이 있는데 티아민, 비오틴은 유황을, 비타민 B_{12}는 코발트를 함유한다. 철은 헤모글로빈의 성분으로서 혈중 헤모글로빈의 기능에 중요한 역할을 하며, 염소는 위내 염산의 성분으로서 소화작용에 관여한다.

물의 균형 조절

혈관이나 세포에 들어 있는 물이 한 곳으로부터 다른 곳으로 옮겨지려면 삼투현상에 의해 반투과성 세포막을 통과해야 한다. 세포막을 투과하여 세포 내외로 이동하는 물의 방향과 양은 무기질의 농도에 의해 결정된다. 무기질의 균형이 이루어지지 않는 경우에는 체액의 축적 또는 탈수를 일으키기도 한다.

촉매작용

무기질은 신체 내 여러 가지 반응에서 촉매 기능을 한다. 마그네슘은 탄수화물, 단백질, 지방의 분해 및 합성 과정에 필요하며, 구리, 칼슘, 칼륨, 망간, 아연 등 많은 종류의 무기원소들은 체내의 이화작용(catabolism) 및 동화작용(anabolism)에서 촉매로 또는 효소의 구성성분으로 작용한다.

또한 무기질은 몇몇 영양소의 흡수를 촉진시키는데, 분자가 대단히 큰 비타민 B_{12}의 창자벽 통과에는 칼슘의 도움이 필요하며, 분자가 아주 작은 단당류의 흡수에는 나트륨과 마그네슘의 도움이 필요하다.

대량 무기질 위주로 각각의 기능과 주요 공급원을 살펴보자.

칼슘(Calcium, Ca)

전 체중의 1.5~2%로서 60kg인 성인의 칼슘 함량은 900~1,200g이다. 그 중 99% 가량은 뼈와 치아에 들어 있으며, 나머지 1%는 혈액을 포함한 세포외액에 분포되어 있다. 혈청 내 정상적인 칼슘의 수준은 9~11mg/dl로서 비타민 D, 부갑상선호르몬(PTH, parathyroid-hormone), 칼시토닌에 의해 상당히 일정하게 유지된다.

✱기능
- 골격과 치아의 형성

- 혈액 응고
- 근육의 수축·이완작용
- 신경 전달 작용
- 세포막 투과성 조절
- 비타민 B_{12}의 흡수

✳흡수

칼슘의 흡수는 개인에 따라서 상당한 차이가 있으며, 요구량이 가장 큰 성장기에 최대의 흡수를 나타낸다.

칼슘 흡수를 증가시키는 요인
- 신체의 요구 : 성장기, 임신기, 수유기 등의 칼슘 요구량이 늘어나는 상태에서는 흡수율이 증가
- 혈장 내 칼슘 이온의 농도 : 농도가 낮을 경우 흡수 증가
- 유당의 섭취량 : 유당은 유산균의 작용으로 젖산을 생성하여 pH를 낮춤으로써 칼슘의 흡수를 증가
- 단백질 섭취량 : 단백질 섭취가 높으면 칼슘의 흡수율이 높아짐
- 장내의 산도 : 장내에서 산도의 증가는 칼슘의 용해도를 좋게 하여 흡수를 증가

- 비타민 D와 부갑상선 호르몬 : 부갑상선 호르몬과 비타민 D
  는 칼슘 흡수에 필요
- 비타민 C : 비타민 C가 충분할 때 칼슘 흡수가 증가

칼슘 흡수를 저하시키는 요인

- 비타민 D 결핍증
- 과량의 지방
- 섬유소와 기타 결합 요인 : 녹색채소에 들어 있는 수산이 칼
  슘과 결합하여 불용성의 수산칼슘을 형성
- 장내의 염기도 : 칼슘은 장내 염기성 매체에서 잘 녹지 않음

✱ 결핍 증세와 독성

혈청 내 칼슘의 감소는 저칼슘혈증(hypocalcemia)을 일으키며,
그 증상은 경련, 근육의 수축, 신경 활성화의 증가 등이다. 칼슘
의 섭취가 낮으면 골연화성(osteomalacia)이라는 뼈의 장애를 일
으킨다. 이 증세는 여러 차례 임신이나 오랫동안 수유를 한 여자
에게서 종종 나타난다.

또 다른 칼슘의 결핍 증세인 골다공증(osteoporosis)은 일반적
으로 나이가 듦으로써 뼈의 상실로 인해 나타난다.

성인 남녀 모두 1일 600mg의 칼슘을 섭취하도록 권장한다. 칼슘 섭취 공급원은 육류, 난류, 어패류, 유제품 등의 동물성 식품과 곡류, 두류, 감자, 채소류, 해조류 등의 식물성 식품에서 섭취할 수 있다.

인(Phosphorus, P)

✻기능

- 골격과 치아의 형성
- 신체 필수물질의 구성
- 영양소의 흡수와 운송
- 열량대사에 필수물질
- 산, 염기의 균형 조절

✻결핍 증세

인의 흡수를 방해하는 스프루(sprue, 열대병의 일종으로 설염, 위장장애, 설사 따위를 수반한다)나 소아지방변증 같은 장의 질병은 혈청 내 인의 수준을 낮춘다.

장기간 혹은 과량의 제산제를 복용하는 경우에도 저인산혈증을 일으키고 인의 부족 증상을 나타낸다. 또 항경련성 약제의 이용, 비타민 D의 부족증, 어떤 대사의 비정상적인 상태, 신장의 부적절한 재흡수 등이 인의 부족 증상을 일으킬 수 있다.

✽ 필요량 및 공급원

성장기, 임신기, 수유기에는 식사 중의 칼슘과 인의 비율이 1.5:1가 이상적이다. 인은 식품 중에 널리 분포되어 있는데 우유와 유제품은 칼슘에서와 같이 인의 가장 좋은 공급원이다.

마그네슘(Magnesium, M)

✽ 체내 분포

70% 정도는 인과 결합하여 뼈 속에 들어 있고, 나머지는 연조직과 체액에 분포되어 있다. 혈장에 1.4~2.4mg/dl가 들어 있다.

✽ 기능

- 효소반응의 촉매
- 신경의 자극 전달 작용
- 근육 이완

✽ 결핍 증세

1차적인 부족증은 식사 속에 마그네슘이 불충분하거나 흡수 불량이 오래 지속되거나, 심한 설사, 구토 등에 의한 것이다. 2차적인 부족증은 이뇨제, 알코올의 과량 섭취, 신장병, 급성 췌장염, 간경화증에 의한 것이다. 또한 근육 수축과 신경의 불안정, 떨림증이 나타나기도 한다.

✽공급원

주요 공급원은 견과류, 코코아, 대두, 통밀 등이다.

나트륨(Sodium, Na)

✽체내 분포

세포외액의 중요한 양이온으로서 체내에 많은 무기질 중 하나이다. 성인의 체내에 존재하는 약 90g 중에서 1/3 정도는 뼈에 존재하며, 2/3는 세포외액, 특히 대부분 혈장에 있으며, 그 외 신경조직과 근육에 존재한다.

✽기능

나트륨의 농도 변화는 삼투현상에 의해 물을 신체의 한 부분으로부터 다른 부분으로 순환시키는 데 결정적인 역할을 한다. 또한 염소와 더불어 체내에서 산, 염기의 균형을 조절하며 정상적인 근육의 흥분성을 유지하는 역할을 한다.

나트륨과 칼륨은 신경을 자극하고 신경의 충격을 근육에 전달하여 근육섬유의 수축을 일으키게 한다.

＊필요량 및 공급원

성인에게 하루에 적절한 나트륨의 양은 1.1~1.3g이다. 나트륨의 필요량은 육체적 활동이나 기온에 의해서 좌우되는데 높은 기온에서는 상당량이 땀으로 손실되기 때문이다.

나트륨은 식품, 특히 동물성 식품에 다양하게 존재한다. 육류, 생선, 닭고기, 유제품, 달걀에 비교적 많이 들어 있으며, 곡류, 콩류, 견과류, 과일, 채소에는 적다.

칼륨(Potassium, K)

＊체내 분포

칼륨은 체내에 나트륨의 2배 가량 존재한다. 혈청 내의 정상적인 수준은 14~20mg/dl이다.

＊기능

칼륨은 세포내액의 양이온으로서 세포 외의 나트륨과의 정상적인 삼투압과 물의 균형을 유지하고 세포액의 보전을 유지하기 위한 기능을 한다. 또한 산, 염기 균형에 영향을 주며 신경의 흥분성과 자극, 전기 화학적 충격의 전달, 근육섬유의 수축 등을 조절한다.

✱ 결핍 증세

혈청 내 칼륨의 감소는 조직의 분해, 혹은 설사, 구토, 위의 절제 등 위장관의 손실, 영양실조와 더불어 각종 소모성 질환에 의해 일어난다. 계속적인 이뇨제의 복용 역시 칼륨의 배설을 증가시킨다.

✱ 공급원

칼륨은 자연식품에 널리 포함되어 있다. 콩류, 곡류, 오렌지, 바나나 등의 과일과 녹색채소, 감자, 육류에 상당량 들어 있다.

염소(Chloride, Cl)

✱ 체내 분포

염소는 신체 내 총 무기질량의 3%이며 세포외액의 중요한 음이온이다. 정상적인 혈청에는 $340\sim370mg/dl$가 들어 있으며, 뇌척수액에는 $440mg/dl$ 정도의 많은 양이 들어 있다. 위장의 분비물 중에 적지 않은 양이 있고, 특히 위내의 염산의 구성성분으로 존재한다.

나트륨과 함께 세포외액에서 물의 균형과 삼투압의 조절을 도
우며 pH를 일정하게 하는 역할을 한다.

＊흡수 및 대사

염소는 작은창자에서 거의 모두 흡수되며 배설은 주로 신장을
통해 일어난다. 염소 역시 오랜 설사, 구토에 의해 비교적 많은
양이 손실된다.

황(Sulfur, S)

＊체내 분포

황은 모든 세포 내에 존재하며 일반적으로 세포 단백질의 구성
성분이다. 황은 체내에서 설프히드릴기(-SH)의 형태나 이 두 기
가 결합해 이황화 결합(-S-S-)을 한 형태로 여러 물질을 구성하고
있다. 아미노산인 메티오닌과 시스테인, 헤파린, 인슐린, 티아민,
리포산, 비오틴, 조효소 A의 성분이고 머리카락이나 피부를 이루
는 케라틴 단백질의 성분이다.

＊기능

황은 조직의 호흡작용, 생물적 산화과정에 관여한다. 또한 설

프히드릴기는 고에너지 황 결합을 형성하고, 이때 독성물질이 활성화된 황산염과 결합하여 독성이 없는 물질로 전환시켜 소변으로 배설시키므로 황은 해독작용에도 관여한다.

✱공급원

황은 부족 현상이 사람에게서는 나타나지 않아서 그 필요량이 아직 설정되어 있지 않다. 단백질 영양과 관계가 있어 여러 종류의 단백질을 섭취하는 사람에게는 황 결핍증이 문제가 되지 않는다. 주로 배아, 콩, 치즈, 살코기, 강낭콩, 땅콩, 조개 등에 상당량 들어 있다.

미량 무기질 중 철분은 적혈구의 혈색소를 구성하며, 요오드는 갑상선 호르몬인 티록신의 성분으로서 각각 중요한 생리기능을 담당한다. 이밖에 마그네슘, 황, 구리, 플루오르, 아연, 셀렌, 망간, 몰리브덴, 코발트, 크롬 등이 우리 몸에 필요한 성분으로 알려져 있으나, 일상생활에서 균형 잡힌 식사를 하고 칼슘, 철분, 요오드를 충분히 섭취하면 나머지 무기질은 부족한 경우가 거의 없으므로 신경 쓰지 않아도 된다.

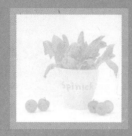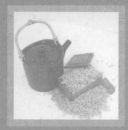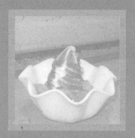

_3장_

생활습관병과
식사

생활습관병과 식사

    지난 여름 두 살 터울의 형이 세상을 떠났다. 간암 말기 판정 이후 불과 두 달 만의 일이었다. 쉰을 갓 넘긴 한창의 나이여서 가족뿐 아니라 보는 이들의 눈시울을 적시게 했다. 안타깝게도 젊어서부터 술과 담배에 탐닉했던 나쁜 생활습관에다 유전적인 소인이 겹쳐 나타난 결과라는 것이 담당 의사의 지적이었다. 이처럼 암은 대표적인 생활습관병의 하나이다.

    여기서 생활습관이란 식사, 운동, 흡연, 음주, 스트레스, 노동, 휴식 등 전 생애에 걸쳐 한쪽으로 치우쳐서 고치기 어렵게 된 습성이나 경향을 일컫는다. 지금 세계 각국은 나쁜 생활습관을 바꾸면 성인병이나 만성 퇴행성 질환의 발병과 진행을 예방할 수 있다는 사실 때문에 생활습관을 개선하자는 대국민 홍보에 열을 올리고 있다. 가장 대표적인 것이 비만퇴치 운동이다.

최근의 통계수치를 살펴보면 건강을 결정하는 요인 중에서 생활습관(52%)은 사고, 병원체, 유해물질 등 외부 환경요인(20%), 유전적 요인(20%), 의료 서비스(8%)를 훨씬 능가한다. 편식, 운동 부족, 스트레스, 음주, 흡연 등의 잘못된 생활습관은 비만, 고혈압, 고혈당, 고지혈증 등의 만성 기초질환을 유발하고, 이것이 암, 뇌졸중, 심장병, 당뇨병 등의 치명적인 생활습관병으로 발전하게 만든다.

우리나라의 질환별 사망 원인을 보면 암(24.7%), 심혈관 질환(23.8%), 당뇨(4.6%) 등 생활습관병에 의한 사망이 압도적인 비율을 보이고 있고, 일본의 경우에도 암(30.3%), 심장병(15.3%), 뇌졸중(14.7%), 당뇨(1.3%), 고혈압(0.7%) 등 생활습관 질환에 의한 사망률이 60%를 웃돌고 있다. 이러다 보니 생활습관 질환 관련 국민의료비도 전체 의료비의 1/3 이상을 차지, 의료재정을 위협하고 있는 실정이다.

현대사회의 병은 대부분 생활습관병이라 해도 과언이 아니다. 자신도 모르게 조금씩 진행되어온 비만은 고혈압, 당뇨, 심장질환 등을 일으키고, 공해나 오염 등 부적절한 환경에 자주 노출되다 보면 아토피, 암, 불임 등도 남의 일이 아니게 된다.

따라서 내 몸을 항상 소중히 여기는 마음가짐과 실천이 중요하

240

다. 다시 말해 올바른 식생활과 규칙적인 운동, 충분한 휴식 등 개인적인 노력과 함께 정기검진을 생활화하여 조기에 질병을 발견하고 치료하는 예방에도 지속적인 관심을 가져야 한다.

앞서 밝힌 대로 건강을 결정하는 52%의 생활습관 중 가장 영향력이 큰 것은 그 절반 이상을 차지하는 식습관이다. 나쁜 식습관, 즉 인스턴트 식품이나 육류 위주 식단은 우리 몸을 산성 체질로 바꾼다.

우리 몸의 산도는 pH 7.3~7.4의 약알칼리성을 유지해야 하는데 이들 산성식품은 조금만 지나쳐도 우리 몸을 해친다. 또한 불규칙한 식사는 우리의 생체 리듬을 깨뜨려 면역력을 떨어뜨리고 노화를 촉진한다.

반대로 좋은 식습관은 유전 요인마저 훨씬 능가하므로 평소 좋은 식품을 즐겨 먹는다면 아무리 유전 요인이 강한 사람일지라도 발병률을 대폭 낮출 수 있다.

이제 대표적인 생활습관병의 발병 원인을 간단히 살펴보고, 이에 좋은 식품들과 식사법을 제시해본다.

1. 비만

비만의 이해

대표적인 생활습관병인 비만은 그 유병률이 전 세계적으로 점차 증가하고 있는 추세이다. 한국에서도 비만유병률(20세 이상)이 1998년 26.3%, 2001년 30.6%였으나, 2005년에는 31.8%(남자 35.2%, 여자 28.3%)로 증가하였다 .

비만이란 단순하게 체중이 증가하는 것이 아니라 지방세포의 비정상적인 증가에 의해 체중이 증가된 상태를 말한다. 과식, 신체활동의 부족, 과음, 식사 패턴의 불규칙 등 다양한 요인이 복합적으로 작용하여 섭취한 열량보다 소비하는 열량이 적은 경우에 나타난다.

비만은 동맥경화증, 고혈압, 당뇨병 등의 만성 질환에 대한 유병률을 증가시키고 생리적 기능을 저하시킬 뿐 아니라 일상생활을 위축시킬 수 있어 중대한 공중보건상의 문제로 여겨지고 있다.

비만의 식사요법

비만 식사요법의 목표는 합병증의 위험을 지속적으로 감소시키고 건강을 증진시킬 수 있는 수준으로 체지방을 감소시키는 것이다 . 식품의 선택, 식사행동, 신체활동 정도와 관련된 생활습관을 변화시켜 체중감소가 장기간 유지되도록 하는 것이 중요하다.

대한비만학회의 비만 치료지침에서 제시한 식사요법의 기본 원칙은 다음과 같다.

✱ 꾸준히 적어도 6개월 이상 지속한다

급격히 체중을 감소시키기보다는 지속적으로 노력하며 도중에 포기하지 않는 것이 중요하다.

✱ 1일 총 섭취열량을 체중 유지에 필요한 열량보다 500~800kcal 줄인다

1일 500kcal 식사 섭취량을 줄이면 1달에 약 2kg이 감소한다. 끼니별로 식단을 작성하기보다는 하루 섭취량을 염두에 두고 융통성 있게 식단을 계획한다. 익숙해질 때까지 저울과 컵으로 음식량을 측정한다.

✱ 하루에 3회 규칙적인 식사를 한다

끼니를 굶지 말고 적은 양이라도 규칙적으로 천천히(20분 이상) 식사한다. 금식이나 절식은 폭식을 유도하므로 삼가고, 식사 사이에 배가 고플 때는 가벼운 간식을 하여 다음 끼니의 폭식을 예방한다.

✲계획한 열량 한도 내에서 식품을 골고루 섭취한다

무조건 식사량을 줄이지 않도록 한다. 너무 저열량 식사를 하면 기초대사율이 떨어지면서 체중감소율이 둔화된다. 음식의 종류를 몇 가지로 제한하지 말자. 음식의 종류를 너무 제한하는 경우에는 오히려 식탐이 생겨 무의식적인 과식을 하기 쉽다.

✲열량이 적은 식품 및 조리법을 적절히 이용한다

외식을 할 때는 과음 · 과식을 주의하고, 저열량 음식을 선택한다. 초콜릿, 탄산음료, 아이스크림 등 단 음식, 간식, 후식을 제한한다. 포만감을 줄 수 있는 섬유소 섭취를 늘리고, 음식이 짜거나 매우면 식욕이 더 자극되므로 싱겁게 조리한다. 가공된 식품보다는 식품을 직접 조리해서 먹는다.

저열량 식사를 위한 조리 Tip

- 고기요리는 되도록 기름기와 지방이 적은 부위를 선택한다.
- 기름이 많이 들어가는 조리법은 피하고 굽거나 찌는 방법을 선택한다.
- 신선한 해조류, 채소 샐러드를 자주 섭취한다.
- 인스턴트 식품은 사용하지 않는다.
- 칼로리가 낮은 양념과 향신료를 사용한다.

• 기름이나 설탕 대신 고춧가루, 식초, 카레, 후추, 겨자, 파, 마늘 등의 양념을 활용한다.

2. 당뇨

당뇨의 이해

당뇨병이란 소변에 포도당이 나온다는 데서 그 이름이 유래된 병으로, 췌장에서 만들어지는 인슐린이 부족하거나 혹은 분비되는 인슐린이 체내에서 적절하게 작용하지 못함으로써 초래되는 고혈당증이다. 소변으로 포도당이 나오는 것은 혈액 속의 포도당 농도가 높아 걸러내야 하는 포도당의 양이 신장의 재흡수 능력보다 많기 때문이다.

당뇨병의 근본 원인은 아직 확실히 알려져 있지 않으나, 유전적 체질을 갖고 있는 사람이 세상을 살아가는 동안 마주치는 여러 환경의 원인이 더해져서 발생한다고 한다. 이러한 환경인자에는 비만, 노화, 임신, 감염, 수술, 스트레스, 약물남용 등을 들 수 있다. 즉 당뇨병은 유전적 요인과 환경적 요인이 함께 작용하여 나타나는 것이다.

한 연구에 의하면 부모가 모두 당뇨병인 경우 약 30%의 자녀가, 부모 중 한 사람만 당뇨병인 경우 약 15%의 자녀가 당뇨병에 걸린다고 알려져 당뇨병에 유전성이 있음은 분명하다.

당뇨의 식사요법

- 식사의 기본 원칙은 정해진 양만큼 규칙적으로 골고루 먹는 것이다.
- 비만도와 활동량에 따른 적정 열량 구하기

활동 정도	저체중	정상	비만
가벼운 활동 정도	35	30	20~25
중간 활동 정도	40	35	30
심한 활동 정도	45	40	35

예) 키 166cm, 체중 65kg이고 보통 활동을 하는 정상 남자의 경우
표준체중 = 1.66(키)×1.66(키)×22(지수) = 60.6kg,
비만도는 65/60.6×100 = 107.6%로 정상
하루 필요 열량은 표준체중(kg)×활동량에 따른 열량(kcal/kg)이므로
☞ 60.6×30 = 1,818kcal(약 1800kcal)가 된다.

- 식품교환표를 이용하여 하루 섭취해야 할 음식의 양과 종류를 결정한다. 우리가 일상생활에서 섭취하고 있는 식품들을 영양소의 구성이 비슷한 것끼리 6가지 식품군으로 나누어놓은 식품교환표를 기준으로, 6가지 식품군(곡류군, 어육류군, 채소군, 지방군, 우유군, 과일군)을 골고루 섭취해야 한다.

올바른 조리방법

• 조리할 때는 설탕의 사용을 가급적 피한다. 설탕은 혈당을 빠르게 올리므로 당뇨병 환자들은 조리할 때 설탕을 사용하지 않는 것만으로도 혈당을 낮출 수 있다. 설탕 대신 식초, 겨자, 계피, 후추, 생강 등의 향신료나 양념류를 적당히 이용하여 음식의 맛을 내도록 한다.

• 다양한 식품을 선택하고 신선한 제철음식을 준비하며 가공식품은 가급적 피하도록 한다.

• 고기류는 기름을 떼어내고 닭고기는 껍질을 벗긴 후 조리한다.

• 기름 사용이 많은 튀김, 전 대신 가급적이면 구이, 찜 등의 조리법을 활용한다.

당뇨에 좋은 식품

＊곡식류

– 씨눈 달린 곡식류 : 현미, 좁쌀, 통보리, 통밀, 콩, 수수, 옥수수, 메밀, 팥, 녹두, 율무 등

＊채소류

– 채소류 : 달래, 쑥, 씀바귀, 냉이 등

- 산채류 : 두릅나물, 느릅나물, 취나물, 죽순 등
- 엽채류 : 상추, 깻잎, 양배추, 쑥갓, 시금치, 파, 부추, 미나리, 케일, 브로콜리, 치커리 등
- 과채류 : 호박, 토마토, 고추, 오이, 가지 등
- 근채류 : 감자, 마늘, 양파, 더덕, 도라지, 우엉, 당근, 무, 연근 등

＊버섯류

뽕나무버섯, 송이버섯, 표고버섯, 느타리버섯, 팽이버섯, 능이버섯 등

＊해조류

다시마, 김, 미역, 해파리 등

＊과일류

함유된 당분보다 섬유질, 비타민, 미네랄이 더 유익한 작용을 하기 때문에 과일은 당뇨에 좋은 식품이다. 그러나 한꺼번에 많이 먹는 것보다 조금씩 자주 먹는 것이 좋다.

✽ 견과류

잣, 호두, 호박씨, 해바라기씨, 땅콩, 참깨, 들깨 등 각종 씨앗류

외식할 때 주의사항

- 아침식사는 반드시 하고, 가급적 외식의 횟수를 줄인다.
- 과식하지 말고 본인의 허용 열량에 맞는 음식을 선택한다.
- 외식에서 부족한 식품은 다른 끼니에 보충하도록 한다.
- 다양한 식품 선택으로 영양소를 균형 있게 섭취한다.
- 동물성 지방이 많이 함유된 식품은 피한다.
- 자극적인 음식, 짠 음식, 지나치게 단 음식은 피한다.
- 외식할 때는 모든 식품군이 골고루 들어 있는지 확인하고 식사한다.
- 기름이 많은 음식(튀김, 중국요리 등), 성분을 알 수 없는 음식은 가급적 피한다.

3. 심혈관계 질환

심혈관 질환의 주범, 콜레스테롤

콜레스테롤이란 담즙산, 호르몬, 비타민 D를 합성하는 데 쓰이

는 지방의 일종이다. 콜레스테롤은 식사에서 뿐만 아니라 간에서도 만들어지며, 우리 몸은 일정한 콜레스테롤 수준이 유지되도록 조절된다. 그러나 너무 많이 섭취하면 심혈관계 질환의 위험이 높아지므로, 비만이거나 심혈관 질환이 있는 경우에는 콜레스테롤이 많은 식품을 자주 섭취하지 말아야 한다.

콜레스테롤은 식물성 식품에는 없고 동물성 식품에만 있으며, 특히 간 및 내장고기, 달걀노른자, 오징어, 생선알, 굴, 새우 등에 많다.

심혈관 질환의 식사요법

심혈관 질환의 원인인 고혈압, 고지혈증과 관상동맥 질환인 협심증과 심근경색을 예방 및 관리하기 위해선 다음의 내용을 준수해야 한다.

✱ 정상 체중을 유지한다

체중 조절은 혈청 콜레스테롤과 중성지방을 낮추는 중요한 방법 중 하나이다. 정상 체중에 대한 현재 체중의 비율을 통한 비만도 확인 외에도 허리둘레, 혹은 허리둘레와 엉덩이둘레의 비를 통해서도 알 수 있다.

체중이 정상이라도 지방 비율이 과다한 경우는 비만이라 할 수 있으며, 특히 복부(허리 부분)에 지방이 많을수록 심혈관 질환의 위험요인이 되기 때문에 이에 대한 관리도 매우 중요하다.

허리와 엉덩이둘레 비율이 남자의 경우 0.9 이하, 여자의 경우 0.8 이하가 권장되며, 허리둘레 비율은 남자는 90cm 이하, 여자는 80cm 이하가 권장된다.

✽총 지방 섭취량을 조절한다

과다한 지방 섭취는 총 섭취 열량을 증가시켜 비만을 발생시키며 지방 섭취가 증가하면 포화지방 섭취의 증가도 우려되므로 섭취량을 총 열량의 20% 이하로 조절한다.

조리할 때 사용되는 기름을 하루 3~4작은술 정도로 줄이고 튀김이나 전 등 기름진 조리법 대신 구이나 조림, 찜 등을 이용하도록 한다. 기름기 많은 식품은 기름기를 제거하고 조리한다.

지방 섭취를 조절하는 식사요령

- 곡류, 콩류, 과일 및 채소의 섭취를 늘린다.
- 지방이 많은 육류나 내장류, 어란, 베이컨, 핫도그, 소시지 등을 피한다.
- 어육류는 주로 생선과 살코기 종류를 이용한다. 모든 고기류는 껍질과 보이는 기름을 제거하고 살코기만 사용한다.

- 일반 우유와 치즈 등의 유제품 대신 저지방 우유, 또는 탈지 우유와 유제품을 이용한 식품을 먹는다.
- 포화지방산인 동물성 지방과 코코넛기름, 코코아버터, 팜유와 이들을 이용한 식품인 커피프림, 초콜릿, 튀김, 케이크, 파이 등을 피한다.
- 일반 우유, 달걀노른자, 마가린이나 버터가 많이 들어간 빵류, 생크림 케이크 등을 피한다.
- 마가린, 버터, 마요네즈 대신 식물성 기름을 사용한다.
- 외식은 동물성 지방을 많이 사용하는 음식을 피하고 담백한 한식이나 일식을 즐긴다.

✱ 콜레스테롤 및 포화지방 섭취량을 줄인다

과다한 콜레스테롤 및 포화지방 섭취는 혈중 콜레스테롤과 LDL-콜레스테롤을 상승시키므로 섭취량을 줄여야 한다. 포화지방산이 많이 포함된 동물성 기름이나 동물성 가공식품의 섭취를 줄이고 팜유, 쇼트닝, 코코넛기름을 사용한 식품의 섭취도 제한하도록 한다. 반면 불포화지방산은 식물성 기름에 많은데 혈중 콜레스테롤을 낮춰주는 효과가 있으므로 포화지방산보다는 불포화지방산을 이용하도록 한다.

콜레스테롤 함유량이 높은 음식은 주 1~2회 이하로 횟수를 줄이고 섭취량도 제한해야 한다. 살코기나 생선류, 해산물도 콜레스테롤이 함유되어 있으므로 하루 200g 이하로 섭취하거나 콜레스테롤이 함유되어 있지 않은 콩이나 두부류로 대체하여 섭취하도록 한다

포화지방산이 많이 포함된 식품

돼지고기나 쇠고기 등의 육류 기름기, 닭껍질, 버터, 마가린, 생크림, 치즈, 소시지, 햄, 베이컨, 초콜릿, 코코넛기름, 기름진 빵이나 과자류

불포화지방산이 많이 포함된 식품

등푸른생선, 옥수수기름, 콩기름, 들기름, 참기름, 올리브기름

콜레스테롤이 많이 포함된 식품

소간, 돼지간, 메추리알, 달걀노른자, 오징어, 새우, 장어, 뱀장어, 미꾸라지, 소라, 문어, 생선 알과 내장, 치즈, 쇠고기, 돼지고기, 닭고기 등의 기름, 베이컨, 소시지, 햄 등과 같은 인스턴트 식품, 보신탕류

✱식이섬유소(잡곡류, 해조류, 과일류, 채소류 등에 많이 함유)와

항산화 영양소가 풍부한 식품 섭취를 늘린다

섬유소는 식물성 식품에 함유되어 있으며, 체내에서 소화 흡수되지 않는다. 섬유소는 물을 빨아들여 부피가 커지고 젤과 같은 점성을 갖게 하며, 무기질이나 담즙산과 결합하는 능력이 있어 나쁜 콜레스테롤을 낮추어준다. 또한 섭취하면 포만감을 주어 체중 조절이나 콜레스테롤 조절에 효과가 있다.

식이섬유소의 섭취량을 늘리는 방법

- 흰밥보다는 잡곡밥(콩, 보리, 조 등), 흰빵보다는 통밀빵이나 보리빵을 선택한다.
- 채소는 주로 생채소 형태로 섭취한다.
- 과일주스보다는 생과일 형태로 섭취한다.
- 곤약처럼 저열량이며 섬유소가 많은 식품을 선택한다.
- 국은 채소국으로, 육류 조리 시에도 채소를 많이 사용한다.

✴짠 음식의 섭취를 줄인다

절임류나 국 국물 섭취가 위주인 한국인의 염분 섭취는 하루 평균 11g 정도이지만 지역에 따라 많게는 하루 20~30g 이상의 염분을 섭취하고 있다. 염분은 하루 6g 이하로 섭취하면 혈압을 저하시키는 효과가 있으므로 평소보다 싱겁게 조리하고, 절인 반찬이나 국 국물 섭취를 반드시 줄이도록 한다.

염분은 적게, 음식은 맛있게 조리하는 요령
- 허용된 양념(후춧가루, 마늘, 생강, 양파, 겨자, 고춧가루, 와사비)
  을 사용하여 싱거운 맛에 변화를 준다.
- 신맛과 단맛(설탕, 식초, 레몬즙)을 적절하게 이용하여 소금을
  넣지 않아도 먹을 수 있도록 조리한다.
- 식물성 기름(참기름, 식용유 등)을 사용하여 튀기거나 볶아서
  고소한 맛과 열량을 증진시키도록 한다.
- 식사 바로 전에 간을 하여 짠맛을 더 느낄 수 있도록 한다.

4. 간장 질환

지방간과 간염의 이해

지방간은 간의 지방증(steatosis)을 의미하는 용어로 간세포의
5% 이상에서 지방이 있거나 간 100g당 지방이 5g 이상일 때를
말한다. 지방간일 때는 대부분 특유한 자각증상이 없으나 상태가
악화된 경우에는 피로감, 식욕 부진, 메스꺼움, 구토, 복부 팽만
감, 간 비대 증상이 나타난다.

지방간의 주요 원인으로는 지나친 알코올 섭취, 당뇨병, 비만, 고지혈증, 약제 등이 있으며, 원인이 과음인 경우에는 알코올성 지방간이라 하고, 원인이 비만, 당뇨, 고지혈증, 약제 등인 경우에는 비알코올성 지방성 간질환이라 한다. 지방간을 조절하지 않은 채 방치하는 경우 간경변증으로 진행될 수도 있으므로 조기 치료와 관리가 필요하다

간염은 원인에 따라 바이러스에 의한 바이러스성 간염, 알코올에 의한 알코올성 간염, 약품이나 독성 식품에 의한 독성 간염 등으로 구분되며, 치유기간과 지속성에 따라서는 급성 간염과 만성 간염으로 분류된다.

대표적인 간질환인 바이러스성 간염은 A, B, C, D, E 바이러스 종류에 따라 다양하다. 이 중 A, E는 일과성으로 급성 간염만 일으키나, B, C, D형은 만성으로 진행된다. 특히 우리나라에는 B, C형 간염이 많은데 이것은 간경변, 간암으로 진행하여 사망에까지 이르게 되므로 예방과 치료에 주의해야 한다.

간세포 기능이 잘 유지되도록 규칙적으로 생활하고 적절한 영양을 섭취하며, 과음과 과로를 피하고 약물을 오용하거나 남용하지 않도록 한다.

지방간의 식사요법

✽ 열량 섭취를 제한한다

비만한 경우 체중을 줄이면 지방간이 개선될 수 있다. 여분의 열량은 간에서 지방 축적을 증가시키므로 과잉 열량 섭취를 피하고 개인의 필요량에 맞는 적절한 식사량을 유지하는 것이 중요하다.

✽ 단백질은 충분히 섭취한다

단백질은 간세포의 재생을 촉진시키며, 지단백을 합성하여 지방을 간에서 혈액으로 이동시켜 지방간을 개선시킬 수 있으므로 충분한 단백질의 섭취가 필요하다. 하지만 단백질 섭취량이 지나칠 경우 지방 섭취량이 함께 높아질 수 있으므로 주의해야 한다.

양질의 단백질을 많이 함유하고 있는 식품은 육류, 생선, 두부, 콩, 달걀, 우유 및 유제품 등이 대표적이다.

✽ 알코올 섭취를 금한다

알코올 섭취는 간세포나 뇌의 기능에 장애를 줄 뿐 아니라 간에서 지방 합성을 증가시켜 지방간을 비롯한 간질환을 유발한다. 일단 지방간으로 진단을 받으면 금주해야 한다.

✱ 과다한 당질 섭취를 제한한다

당질의 과잉 섭취는 중성지방을 증가시키므로 당질이 총 섭취 열량의 60%가 넘지 않도록 하고 가능한 한 단순당(설탕, 꿀, 엿 등 단맛이 나는 음식)의 섭취는 제한한다.

✱ 충분한 비타민과 무기질을 섭취한다

특히 비타민 B군은 우리 몸 효소의 구성 성분이며, 간에서 각 종 대사에 중요한 작용을 하므로 충분히 섭취한다.

비타민 B가 많이 들어 있는 식품

-동물성 : 육류, 생선, 우유, 달걀, 간, 치즈

-식물성 : 녹색채소, 강화된 곡류, 땅콩, 두류, 곡류의 배아

✱ 원인 질환을 조절한다

당뇨, 고혈압 등 지방간의 원인 질환이 있는 경우 이에 대한 조절을 병행해야 한다.

간염의 식사요법

✱ 충분한 열량을 섭취한다

열량을 충분히 섭취하여 몸 속의 단백질 손실을 막는다. 급성

간염 또는 만성 간염의 급성 악화기에는 식욕이 없으므로 소화가 잘 되고 열량을 많이 내는 곡류나 당류를 자주 소량씩 섭취한다. 식욕부진이 심할 경우에는 수액제로 필요한 영양소를 공급하고 식욕이 좋아짐에 따라 미음, 과즙, 우유 등으로 차츰 죽, 무른 음식을 먹다가 정상 식사로 이행하여 식사량을 늘린다.

급성 악화기에 있지 않은 만성 간염 환자의 경우 지나친 열량 섭취는 오히려 비만, 지방간을 유발할 수 있으므로 주의해야 한다.

✽양질의 단백질을 섭취한다

간세포의 재생을 위해 단백질을 충분히 섭취해야 하고, 되도록 동물성 단백질인 육류, 생선, 달걀을 위주로 섭취한다. 단백질은 정상 체중 kg당 1.5~2g으로 하루에 약 100~120g(우유 2컵, 육류 120g, 생선 3토막, 달걀 1개, 두부 80g(1/6모 정도)를 모두 섭취하는 정도임)을 권장한다.

✽지방은 적정량 섭취한다

지방은 음식의 맛을 증가시키고 열량 섭취량을 높이므로 적정량의 섭취를 권장한다. 여기서 적정량이란 정상 성인과 비슷한 양인 하루 필요 열량의 15~20% 수준을 말한다. 그러나 급성 간염의 경우 황달기에는 지방을 소화하기 어려우므로 지방의 섭취를 줄이는 것이 도움이 될 수 있다.

❋ 충분한 비타민과 무기질을 섭취한다

충분한 비타민과 무기질을 섭취하기 위해서는 매일 신선한 채소와 과일을 먹는 것이 중요하다. 그러나 비만한 만성 간염 환자의 경우 지나친 과일 섭취는 지방간 또는 고지혈증을 유발할 수 있으므로 하루 1~2개로 양을 조절하여 먹도록 한다.

❋ 민간요법은 절대 금한다

검증되지 않은 건강보조식품이나 각종 달인 물, 엑기스류(한약재 포함), 즙류 등은 자칫 독성 간염을 유발하여 간기능에 심각한 손상을 미칠 수 있으며, 이 경우 환자의 예후에 치명적이므로 절대 섭취하지 않도록 한다.

5. 위장 질환

소화성 궤양에 대한 이해

소화성 궤양이란 위에서 분비되는 산(acid)이나 소화효소로부터 점막조직을 보호하는 기전에 이상이 생겨 발생하며 식도, 위,

십이지장의 점막조직이 침식되어 헌 상태를 말한다. 궤양이 생긴 위치에 따라 위궤양, 십이지장궤양 등이 있다.

주요 원인은 헬리코박터 파이로리(helicobactor pylori) 박테리아에 의한 감염인 경우가 많으며, 이밖에도 흡연, 카페인, 알코올, 스트레스 등의 잘못된 생활습관과 유문 괄약근 기능 저하로 인한 십이지장의 내용물 역류, 항염증 약물이 위산에 대한 방어기능을 약화시켜 궤양을 유발하는 등 원인이 매우 다양한 것으로 알려져 있다.

궤양과 식사의 관계

위는 식도를 통해 들어온 음식물을 잘 으깨어 위액과 섞고 일정 시간 동안 머물러 있게 한 후 소장으로 밀어내는 일을 한다. 위액 중에는 염산, 펩신과 같은 소화효소가 들어 있어 단백질의 소화를 도와준다.

때문에 궤양 등의 위장 질환이 있을 때는 식사에 주의해야 한다. 하지만 식사에 대해 너무 예민하게 생각하는 것보다는 질환의 원인과 증상 등에 따라 다음과 같은 식사원칙에 유의하면서, 개개인에 따라 불편감이나 통증을 초래하는 식품만 제외하고 영양적으로 균형 잡힌 식사를 하는 것이 중요하다.

과거에는 우유와 크림을 중심으로 한 부드러운 음식을 위주로 하는 식사요법을 전했으나, 이러한 식사요법은 철분, 비타민 등 여러 가지 영양소가 부족할 수 있고, 일반 식사와 비교했을 때 궤양 치료에 특별히 효과적이지 않다는 연구 결과가 보고되었다. 최근에는 약물 치료와 함께 자유로운 식사를 권장한다.

소화성 궤양의 식사요법

소화성 궤양의 식사요법의 목표는 위산 분비를 감소시키고 점막조직의 위산에 대한 저항력을 높이며, 통증 등의 증상을 감소시키는 것이다.

- 가능한 한 규칙적으로 식사하고 위의 과다한 팽창을 방지하기 위해 과식하지 않는다.
- 너무 늦은 시간에 음식물을 섭취하는 것은 위산 분비를 자극하므로, 최소 취침 2시간 전에 섭취하도록 한다.
- 고춧가루, 후추, 겨자 등 자극성이 있는 조미료는 궤양의 상처 부위를 자극할 수 있으므로 제한하고, 증상이 호전되면 소량씩 섭취를 시도해본다.
- 알코올 음료(술 등), 카페인 음료(커피, 콜라, 코코아 등)는 위산과 소화효소의 분비를 자극할 수 있으므로 제한한다.
- 흡연은 위점막을 자극하고 궤양을 악화시키므로 피한다.

- 통증이 심할 때는 자극이 적고 부드러우며, 소화되기 쉬운 음식(미음, 죽, 달걀찜, 생선찜 등)을 섭취한다.
- 궤양 부위의 빠른 상처 치유를 위해 단백질(육류, 생선, 달걀, 콩, 두부 등), 철분(간, 굴, 달걀노른자, 푸른잎 채소, 해조류 등), 비타민 C(과일, 채소 등) 등을 충분히 섭취한다.
- 우유는 2~3시간 후 위산 분비를 증가시킬 수 있으므로, 하루 1~2컵 정도가 적당하며 취침 전에 마시는 것은 피한다.
- 거친 음식, 딱딱한 음식, 말린 음식, 튀긴 음식 등 소화되기 어려운 식품은 가급적 피하고 섭취할 때는 잘 씹어서 먹는다.
- 증상에 따라 섭취 후 불편하거나 통증을 유발하는 음식은 피한다.

6. 암

암에 대한 이해

우리 몸을 구성하고 있는 세포는 세포 내 조절기능에 의해 분열하며 성장하고 죽어 없어지기도 하면서 세포수의 균형을 유지한다. 암이란 이러한 조절기능이 없는 비정상적인 세포들이 과다하게 증식하는 상태를 말하며, 악성 종양이라고도 한다.

암의 원인

원인	국제암연구소	미국 국립암협회지
흡연	15~30%	30%
만성 감염	10~25%	10%
음식	30%	35%
직업	5%	4%
유전	5%	–
생식	5%	7%
음주	3%	3%
환경오염	3%	2%
방사선	3%	3%

(출처 : 《암정보》 제2판, 국립암센터)

비교적 서서히 성장하면서 신체 여러 부위에 확산, 전이하지 않는 양성 종양과는 달리 악성 종양이라고 불리는 암은 빠르게 증식할 뿐 아니라 주위의 장기 조직에 침입하거나 체내 각 부위로 확산, 전이되어 정상 조직을 파괴하기 때문에 생명에 위협을 준다.

암은 인간의 신체 중 어느 부위에서든지 발생할 수 있으며, 인종, 국가, 성별, 나이, 생활습관, 식사습관 등에 따라서 다양한 부위에 발생할 수 있다. 한국인에게 가장 흔히 발생하는 암으로는 위암, 폐암, 간암, 대장암, 유방암, 자궁경부암 등이 있다.

암의 원인은 아직 정확하게 밝혀지지 않았지만 여러 역학 연구에서 발암요인과 암 발생 간의 인과관계를 근거로 하여 위험요인들을 밝혀내고 있다.

세계보건기구의 산하기관인 국제암연구소(IARC) 및 미국 국립
암협회지(JNCI)에서는 전체 암의 70% 정도가 흡연, 감염, 음식
등 환경적 요인에 의해 발생한다고 발표했다. 한국인에게 주로
발생하는 암의 원인 또한 환경적인 요인이 대부분인 것으로 밝혀
지고 있다.

암의 증상과 검사

암의 증상은 암의 종류와 크기, 위치에 따라 다양하다. 일반적
으로 암의 초기 단계에는 특별한 증상이 없는 경우가 많고, 증상
이 있다 하더라도 비특이적이기 때문에 다른 질환과 구별하기가
어렵다.

그러나 암이 자라면서 주위 장기와 조직, 혈관, 신경을 압박하
면 여러 징후와 증상이 나타난다. 위암이나 대장암처럼 장기 내
강을 막아서 생기는 증상이 있고, 췌장암과 담도암처럼 담관을
막아 황달 등의 징후를 보이기도 한다.

폐암 등은 기관지를 자극하여 기침을 유발하기도 하며, 암이
신경이나 혈관을 누르거나, 뼈 등으로 전이된 경우에는 통증을
일으킬 수도 있다.

암의 성장으로 조직에서 출혈을 하는 경우 위암과 대장암에서

는 혈변과 빈혈, 폐암은 객혈, 방광암에서는 혈뇨 등이 생긴다. 암은 또한 체중 감소, 발열, 피로, 전신 쇠약, 식욕 저하 등의 전신적인 증상을 일으키기도 한다. 이는 암세포에서 만들어진 물질들이 혈관을 통해 전신으로 퍼지면서 신체 대사에 영향을 주기 때문이다.

암이 의심될 경우에는 정확한 진단을 위해 의사의 진찰, 조직검사, 세포검사, 내시경검사, 암표지자검사, 영상진단검사, 핵의학검사 등 여러 가지 검사를 실시한다. 하나의 검사로 암을 확진하고 병기를 결정할 수 있는 방법은 아직 없기 때문에 여러 가지 검사 결과를 종합하여 진단이 내려진다.

암은 조기에 나타나는 특이적인 증상이 없고, 증상이 나타났을 때는 상당히 많이 진행된 상태여서 완치가 어려운 경우가 많으므로, 정기적인 암 검진을 통해 조기에 발견하는 것이 매우 중요하다.

한국인에게 많이 발생하는 위암, 간암, 대장암, 유방암, 자궁경부암 등은 비교적 쉽게 검진을 받을 수 있으며, 조기에 발견하여 치료를 받을 경우 대부분 완치가 가능하다.

암 환자의 식사요법

암 환자의 영양관리 목표는 환자의 개별적인 영양 요구량에 맞게 환자가 식사에 잘 적응할 수 있도록 함으로써 영양 결핍과 체중 감소를 막고 병의 증상과 처치로 인한 부작용을 완화시키는 데 있다.

암을 치료하는 특별한 식품이나 영양소가 있는 것은 아니지만 균형 잡힌 식사는 암과 투병할 수 있는 체력의 기반이 되며, 치료에 따른 부작용을 최소로 하여 치료효과를 높일 수 있다. 간혹 암 환자의 식사요법에 대해 과학적으로 밝혀지지 않은 주장에 따라 무분별하게 어떤 특정 음식을 제한한다거나 과량을 사용함으로써 영양 부족이나 독성 등으로 치료를 지연시키는 경우도 있다.

적절한 식사가 암 환자에게 매우 중요하지만 식사만으로 완전하고 효과적인 치료를 대신할 수 없으며, 전체적인 치료의 한 부분으로 중요하다.

암 환자의 기본적인 식사원칙은 '잘 먹도록 해주는 것'이다. 암 환자는 치료과정에서 체중 감소를 경험하는데, 체중의 감소는 암으로 인한 대사작용의 변화와 치료과정에서 발생하는 식욕 저하, 설사, 구토, 오심, 탈수 등으로 인해 생길 수 있다. 체중 감소는 환자를 허약하게 하고, 암에 대한 저항력과 치료효과를 떨어뜨리며, 치료기간을 연장시키고, 항암 화학요법과 방사선 치료 등을 잘 견디지 못하게 하며, 감염에도 쉽게 노출된다.

따라서 체중 감소를 최소화하기 위해 환자가 음식을 먹기 쉽도록 하고, 열량과 단백질을 보충하기 위한 여러 가지 요리법과 간식을 활용할 필요가 있다. 입으로 적절히 식사를 섭취하지 못할 경우에는 영양보충 음료를 섭취하거나 튜브를 이용한 경관급식, 정맥주사 등을 통해 충분한 영양을 공급받도록 한다.

암을 예방하는 식사법

✳ 자극성 있는 음식은 피한다

암 중에서 약 30%는 비만을 포함한 잘못된 식습관에서 비롯된 것으로 분석되고 있다. 편식하지 말고 모든 영양소를 균형 있게 섭취하는 것이 중요하다. 또 비타민 A, C, E를 적당량 섭취하고 가공식품, 염장식품, 너무 짜거나 맵거나 뜨거운 음식은 피하며, 불에 태우거나 훈제한 생선, 고기는 삼간다.

✳ 녹황색 채소를 자주 먹는다

미국암협회는 하루 5차례 이상 과일과 채소 등을 먹을 것을 권장한다. 콩류, 브로콜리, 양배추 등은 대장암과 위암에 좋다. 된장과 카레에는 항암물질과 항염성분이 들어 있다.

✳ 과일을 많이 먹는다

사과는 섬유질이 많고 콜레스테롤을 낮추며 폐를 보호한다. 수박은 동맥 속에 이물질이 쌓이는 것을 막아주므로 특히 전립선암 예방에 좋다.

✽ 지방이 적은 음식을 먹는다

과다한 지방 섭취는 전립선암, 대장암, 직장암, 자궁암 등을 유발할 수 있다. 고기는 기름기가 적은 부위를 먹고 튀긴 음식은 삼가며 우유는 저지방 우유를 먹는다.

✽ 고단백 음식을 먹는다

최근 생선을 정기적으로 먹는 사람은 암에 걸릴 확률이 3분의 1로 줄어든다는 연구 결과가 나왔다. 단백질의 중요한 공급원인 달걀도 오메가3 지방산이 풍부하다.

✽ 곡류를 상식한다

콩, 통밀과 같은 곡물에는 미네랄과 섬유질 등 암 예방에 좋은 10여 가지 유효성분이 포함되어 있다.

위에서 보듯 평생을 병 없이 살 수는 없다. 복잡하고 다양한 인자들이 시도 때도 없이 우리를 위협하고, 더욱이 인간을 숙주로 삼아 살아가는 수많은 악성 세포, 바이러스, 세균들에게 인간은 단지 먹이에 불과할 뿐이어서, 스스로 몸 관리를 소홀히 하면 어김없이 우리 몸을 망쳐놓는다.

그러나 금연이나 절주만 해도 5년 내지 10년은 수명이 연장되고 삶의 질이 대폭 개선된다. 좋은 식품과 그 식사법이 주목받는 것은 관리 가능하면서도 가장 영향력이 뛰어난 건강증진 요소라는 점이다.

질병을 일으키는 원인의 1/3 이상을 차지하는 식습관은 마음만 먹으면 언제나 실천에 옮길 수 있다. 다만 올바른 판단과 결심이 선행되어야 한다. 우리는 주변에서 오랜 기간 병마에 시달리기보다 과감하게 식습관을 바꾸어 성인병을 이겨내고 암 투병 끝에 완치에 다다른 사람들을 자주 접한다.

인간의 탐욕과 아집, 극단적인 기호가 빚어내는 엄청난 재앙에 스스로 빠져들 것인가, 아니면 절제되고 선별된 식사를 통해 스스로의 생명을 리드해나갈 것인가. 먹는 일은 단지 살기 위한 방편만은 아니다. 좋은 식품을 고르고 제대로 먹는 일에도 자신만의 철학이 필요하다.

많은 전문가들이 조언하는 좋은 식습관 10계명을 식사규범으로 삼기 바란다.

1. 식사시간은 적어도 20~30분으로 하라. 중추신경계를 자극,

포만감을 느끼는 데 최소한 20~30분이 걸린다. 식사 중에 대화를 많이 하고 밥을 씹을 때는 수저를 내려놓는다.

2. 한 번에 20번 이상 씹어라. 과식을 피할 수 있고 비타민 등 필수 영양소를 완전히 섭취할 수 있다.

3. 저녁식사는 오후 8시 이전에 끝내라. 저녁에는 부교감신경이 주로 작용하고 운동량이 적어져 몸에 축적된다.

4. 식사 중 TV나 신문을 보지 마라. 식사에 정신집중이 되지 않으면 포만감, 맛, 식사량에 무감각해진다.

5. 지정된 장소에서 식사하라. 책상, 소파 등 아무 곳에서나 식사하면 절제감이 없어져 과식하게 된다.

6. 정해진 시간에 식사하라. 간식과 과식을 피하는 방법이다.

7. '홀로 식사'를 피하라. 다른 사람과 이야기하면서 식사하면 먹는 속도를 조절할 수 있어 과식하지 않게 된다.

8. 채소, 해초류를 즐겨라. 이들 식품에는 섬유소가 많아 칼로리 섭취가 낮아진다.

9. 아침식사를 거르지 말고 세 끼 식사량을 균등히 하라. 아침식사는 하루 종일 포만감을 유지해 음식 섭취를 줄일 수 있다.

10. 과식을 많이 하는 사람은 물 2~3컵을 마신 뒤 식사하라. 과식을 피할 수 있으며, 식사시간 이외에 허기를 느낄 때도 물을 마시면 좋다.

탈고를 끝낼 즈음, 미국산 쇠고기 수입 및 식량안보 문제가 연일 화제가 되고 있다.

농림부가 발표한 2006년 말 현재 우리나라의 곡물자급률은 28%이다. 쌀(98.8%), 보리(53%)를 제외한 밀(0.2%), 옥수수(0.8%), 콩류(11.3%) 등 주요 곡물 대부분은 거의 전량 수입에 의존하고 있다. 세계 전체의 곡물재고율(＝재고/소비)도 14.6%를 기록, 지구촌 식량난을 야기했던 1970년대보다 심각한 수준에 머물러 있다.

2008년 3월 시카고상품거래소에서 50%를 웃도는 옥수수와 콩 가격의 가파른 상승세가 이어졌으며, 같은 달 우리나라 옥수수, 콩 수입가격도 1년 전에 견주어 각각 33%, 73%가 상승해 식량빈국인 우리나라에 직격탄을 날리고 있다.

문제의 심각성은 세계 곳곳에서 사재기와 폭동사태를 촉발시키고 있음에도 불구하고 식량문제의 해법을 찾기가 쉽지 않다는 점이다. 바이오에너지 개발 열기, 중국, 인도 등 신흥시장의 수요 급증, 온난화에 의한 기상이변, 달러 약세에 따른 투기자본 유입, 유가폭등에 의한 운임 인상 등 그 원인이 매우 복잡다단하기 때문이다.

수입산 쇠고기 문제도 그리 녹록지 않다. 한미간 FTA를 조속히 성사시키기 위해 정부가 협상카드로 내민 미국산 쇠고기 전면 개방은 우리 축산영농 침탈뿐만 아니라 광우병 발병 문제로 국민적 저항에 부닥치고 있다.

이 중 광우병 논란은 대국민 건강 문제와 맞물려 정확한 사실 인식과 검증이 선행되어야 한다. 4~5세의 소에서 주로 발생하는 광우병, 즉 소해면상뇌증(BSE)은 감염성 단백질인 변종 프리온(Prion)이 뇌의 특정 부분을 스펀지처럼 변형시켜 뇌 신경세포를 파괴하는 전염성 뇌질환이다.

주로 소의 등뼈, 내장, 뇌와 눈 등에 특정위험물질(SRM)이 존재할 뿐 우유나 살코기는 안전하다는 게 정부의 설명이지만 이의를 제기하는 목소리도 많아 100% 안심하기에는 이르다.

먹이사슬의 최상위에 있는 인간은 동식물을 가리지 않고 먹어 치운다. 1986년 영국에서 처음 발견된 광우병은 인간들이 더 많은 육류 생산을 위해 반추동물의 뼈나 내장, 살코기 등을 가축 사료로 사용한 데서 비롯된 재앙이었다.

초식동물인 소에게 먹이지 말아야 할 육식 사료를 억지로 먹여 생겨난 변종질환이 결국 인간에게 고스란히 돌아오고 있으니 감염사슬 역시 인간이 감내해야 할 몫이라는 생각에 기분이 씁쓸해진다.

알다시피 최근의 옥수수 파동 이유도 방대한 양이 가축사료와 바이오에너지 원료로 사용되는 데 그 원인이 있다. 육류 섭취가 늘어난 만큼 상대적으로 사람들이 먹을 수 있는 옥수수량은 줄어들 수밖에 없다.

우리나라의 경우에도 1970년 이래 육류 소비가 10배나 증가하여 2002년 현재 1인당 평균 돼지고기 24.4kg, 쇠고기 13.1kg, 닭고기 11.3kg, 기타 0.4kg 등 연간 50kg 가량을 먹어치우고 있다. 한 해 210만 마리의 소, 800만 마리의 돼지, 1억 200만 마리의 닭이 도살된다 하니 사람은 굶어도 가축은 살찌운다는 축산농가 사람들의 하소연이 빈말이 아니다.

이런 점들을 종합해볼 때 행복을 주는 식품 30선은 시사하는 바가 적지 않다. 우선 추천식품 대부분이 식물성이라는 점이다. 식물은 햇빛, 바람, 비, 흙 등 자연의 혜택을 입고 자란다. 농부의 정성이 깃들어질 뿐 결코 인위적이지 않다. 자생하는 과정에서 우리 몸에 좋은 다양한 생리활성 영양물질을 만들어낸다.

채식을 주로 하는 사람들을 살펴보니 음주량이 줄고 화를 적게

내며 가정에 충실한 공통점을 지녀 생활방식 전반에도 좋은 영향을 끼친다.

물론 유전자조작(GMO) 식품 출현에 대한 경계의 목소리가 없는 것은 아니다. 그러나 동물성 식품에서 나타나는 폐해에 비하면 훨씬 덜한 편이지 않은가.

이에 반해 동물성 식품, 즉 살코기를 통해 우리 몸에 들어오는 콜레스테롤은 혈관을 좁게 만든다. 좁아진 혈관은 안드로겐이라는 남성 호르몬의 분비를 촉진해 성충동과 같은 공격적 행동을 일으킨다.

살코기 섭취는 과음을 유발하기도 하는데, 우리나라를 세계 2위 알코올 소비국으로 끌어올린 데는 육류 소비의 급증이 한몫했다. 각종 범죄율의 증가도 이와 무관치 않다.

결론적으로 말해 독자 여러분에게 '식단 바꾸기 운동'을 벌일 것을 제안한다. 먹는 양을 현재의 80%로 줄이되, 육류 섭취는 절반으로 줄이고 야채 섭취는 배로 늘려야 한다.

이럴 경우 먹이사슬간의 균형이 잡혀져 자연 생태계가 복원되고 우리 몸의 영양상태도 균형을 찾게 되어 일거양득의 효과를 거둘 것이다. 먹는 습관을 바꾸면 우리의 생활방식도 더욱 건강하고 행복하게 바뀔 것은 자명한 사실이다. 많은 독자들의 동참을 기대한다.

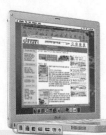

중앙생활사
중앙경제평론사

Joongang Life Publishing Co./Joongang Economy Publishing Co.
중앙생활사는 건강한 생활, 행복한 삶을 일군다는 신념 아래 설립된 건강 · 실용서 전문 출판사로서
치열한 생존경쟁에 심신이 지친 현대인에게 건강과 생활의 지혜를 주는 책을 발간하고 있습니다.

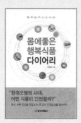

몸에 좋은 행복식품 다이어리

초판 1쇄 인쇄 | 2008년 7월 17일
초판 1쇄 발행 | 2008년 7월 21일

지은이 | 신완섭(Wansup Shin)
펴낸이 | 최점옥(Jeomog Choi)
펴낸곳 | 중앙생활사(Joongang Life Publishing Co.)

대　표 | 김용주
편　집 | 한옥수 · 최진호
기　획 | 박기현 · 박종운
디자인 | 신경선
마케팅 | 강동근
관　리 | 이현정
인터넷 | 김회승

종이 | 신승지류유통　인쇄 · 제본 | 신흥P&P

잘못된 책은 바꾸어 드립니다.
가격은 표지 뒷면에 있습니다.
ISBN 978-89-6141-032-8(04510)
ISBN 978-89-89634-50-8(세트)

등록 | 1999년 1월 16일 제2-2730호
주소 | ㉾100-789 서울시 중구 왕십리길 160(신당5동 171) 도로교통공단 신관 4층
전화 | (02)2253-4463(代)　팩스 | (02)2253-7988
홈페이지 | www.japub.co.kr 이메일 | japub@naver.com | japub21@empal.com
♣ 중앙생활사는 중앙경제평론사와 자매회사입니다.

▶ 홈페이지에서 구입하시면 많은 혜택이 있습니다.

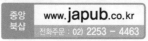

중앙
복샵　www.**japub**.co.kr
전화주문 : 02) 2253 - 4463

※ 이 도서의 국립중앙도서관 출판시도서목록(CIP)은 e-CIP 홈페이지(www.nl.go.kr/cip.php)에서
　이용하실 수 있습니다.(CIP제어번호: CIP 2008001973)